ラクやせ

Rakuyase Onigiri

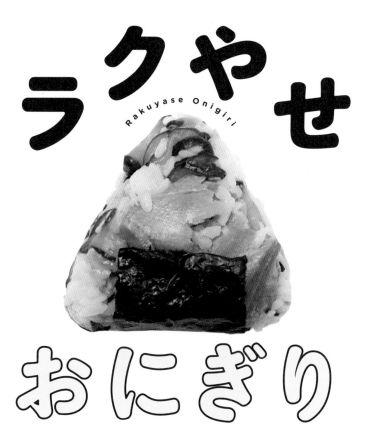

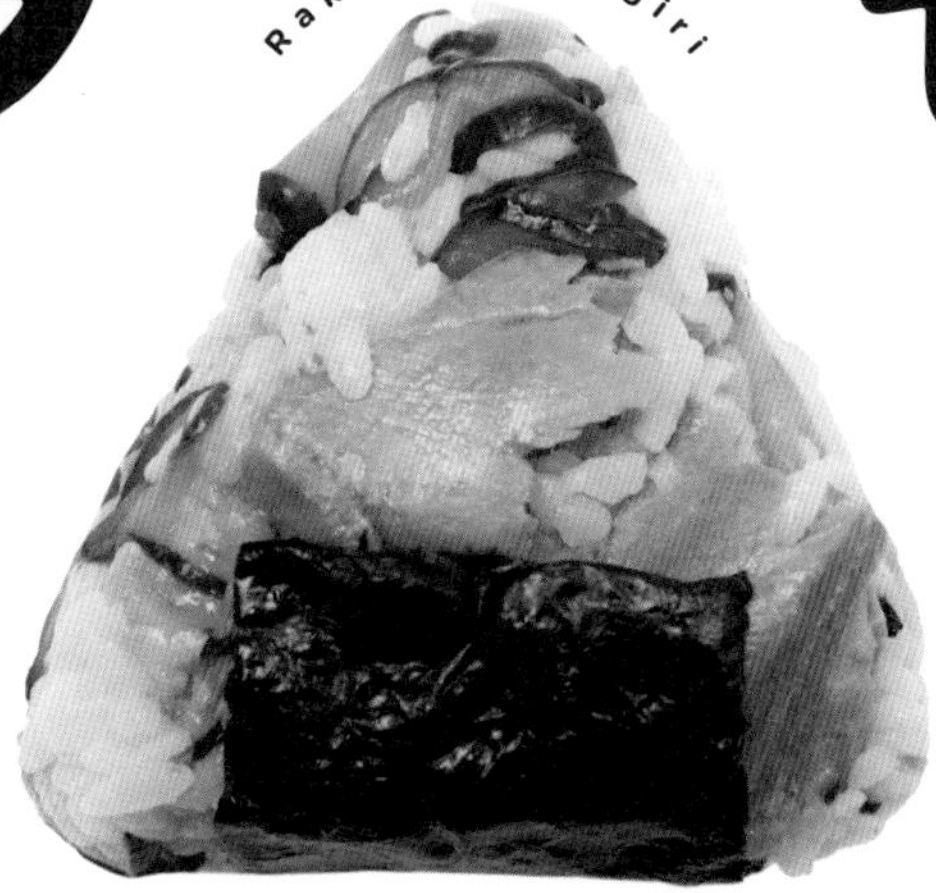

おにぎり

著
ダイエットトレーナー
小澤幸治

監修
内科医
櫻庭千穂

あさ出版

「お米を食べると太る」はウソ！

「おにぎりは世界一のダイエット食品だ！」と言い続け早20年。

これは、プロボクサー時代に1ヶ月で10キログラムもの減量に何度も成功し、20年以上にわたりトレーニングや減量の指導をしてきた経験から、多くの方のダイエットを成功に導いてきた僕の結論です。

ところが、「おにぎりを食べてやせましょう」と言うと、ほとんどの方は「炭水化物を食べたら太るでしょ？」という疑問を持たれます。

まず、声を大にして言いたいのは、**「お米を食べたら太る」は間違った知識**ということ。炭水化物そのものは、3大栄養素（炭水化物・脂質・タンパク質）の中でタンパク質同様に、**体**

脂肪になりにくい性質を持っています。

実は炭水化物（糖質）を食べて太ってしまうのは、**食べ方に原因**があります。

一度にたくさんの量を食べたり、食べるスピードが速かったり、夜遅くに食べる習慣があったり、甘いお菓子や飲みものがやめられなかったり……思い当たることはありませんか？

理想のスタイルを保っている方々に食事内容を聞いてみても、**お米を抜いている人はほとんどいません**。みなさん、**お米を上手に利用しながら、健康的な食生活を維持してスタイルを保っています**。

逆に理想のスタイルとはほど遠い、体重の増減を繰り返している方が、お米などの主食を抜く間違った糖質制限ダイエットや、極端なカロリー制限ダイエットに挑戦しては挫折し、リバウンドを繰り返し、理想の身体を手に入れられず苦しんでいます。

短期間で大きな効果が出るといわれる極端な糖質制限ダイエットの裏側には、**空腹感、疲労感、イライラ感、筋肉の減少**など、心身への大きな影響があります（40ページ参照）。

こうした**ダイエットを失敗に導く大きな落とし穴**が原因で、一度にたくさん食べてしまい、やせにくい体質になってしまっている方が実に多いのです。

21日間でみるみるやせるラクやせおにぎりダイエットとは

ダイエットを成功させる大原則は非常にシンプル。**摂取カロリーより消費カロリーが上回ればやせていきます。**

そこで摂取カロリーを抑えるカギとなるのは、**「血糖値（血液中のブドウ糖の濃度）」**をコントロールし、**満腹感を持続させること**です。

血糖値の上昇は、満腹中枢を刺激し、満腹感をもたらします。

血糖値をうまくコントロールすれば、大きな空腹感を感じにくく、一度にたくさん食べるのを防ぎながら、カロリーの過剰摂取を抑えられるのです。

その血糖値コントロールに一番適している食材が、**「お米」**です。

お米は**血糖値をゆるやかに上昇させて、ゆるやかに下降させます**。消化されて、最終形態のブドウ糖に分解されるまでに時間がかかるからです。

一方、同じ糖質である砂糖は、お米と比べてブドウ糖に分解されるスピードが速いので、とりすぎると急激に血糖値が上がり、その後急激に下がります。すると、強い空腹感に襲われ、甘いものが食べたくなるなどという悪循環が起こりやすくなります。

一口に「糖質」といっても、身体への影響は同じではないのです。

本書で紹介するダイエットは、栄養・健康の専門家に開発協力いただいた「ラクやせおにぎり」で血糖値をコントロールし、**「太らない食べ方」**を身につけながら、健康的にやせるメソッドです。

極端な糖質制限ダイエットと違い、**空腹感、疲労感、イライラ感などのストレスが非常に軽く、手間もかかりません。忙しい方にぴったり**なダイエット方法なのです。

さらに、おにぎり以外は、本書の76〜79で紹介する副菜をとれば、カロリーを抑えながらタンパク質も必要量を確保でき、バランスの良い食生活ができます。

21日間ダイエットをすると、**便秘が解消し、暴飲暴食がなくなり、自然とボリュームを抑えた食生活に変わっていきます。**体重が落ちる以外にも、身体に良い変化が現れる最高のダイエット方法が、ラクやせおにぎりダイエットなのです。

ラクやせおにぎり

ダイエットの進め方

朝

小まめに食べる時間がとれる場合（女性）

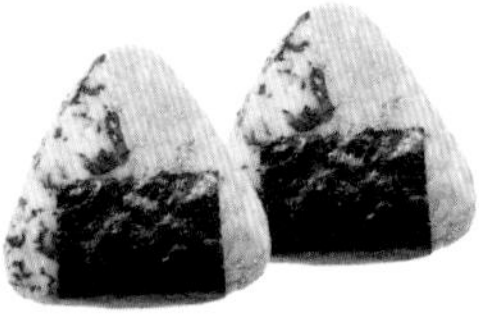

7:30
おにぎり2個

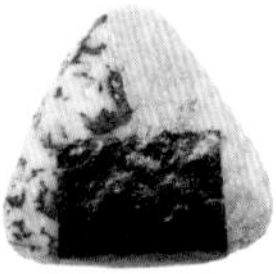

10:30
おにぎり1個

朝

ランチが外食の場合（女性）

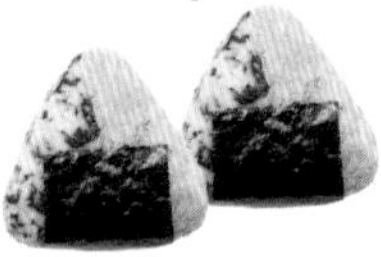

7:30
おにぎり2個

朝

夕食が遅くなる場合（女性）

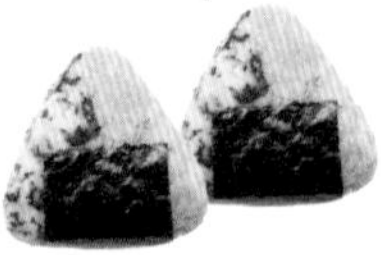

7:30
おにぎり2個

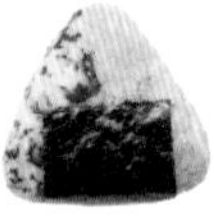

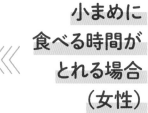

10:30
おにぎり1個

ラクやせおにぎりダイエット
4つのルール

➡ くわしくは20ページ

1. 女性は1日6個、男性は7個食べる
2. 1日最低4回以上に分けて小まめに食べる
3. ひとくち30回以上噛む
4. 21日間を目標に取り組む

昼 ← 夜

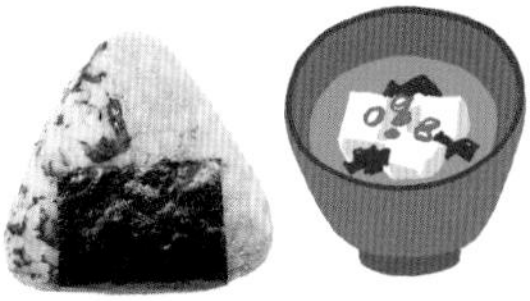

13:00
おにぎり1個
+
スープもしくはみそ汁

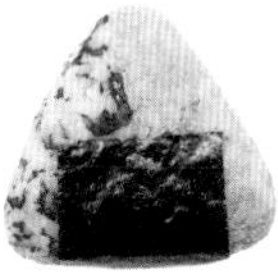

16:00
おにぎり1個

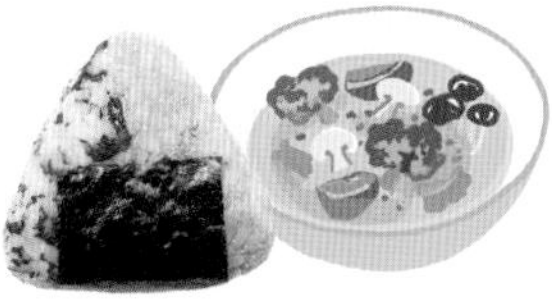

19:00
おにぎり1個
+
スープもしくはみそ汁

昼 ← 夜

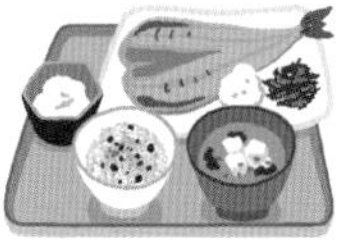

12:00
外食 750kcal
外食のカロリーによって
おにぎりの数を調整してください。

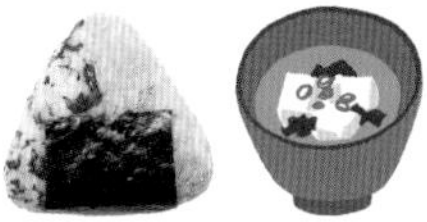

18:00
おにぎり1個
+
スープもしくはみそ汁

昼 ← 夜

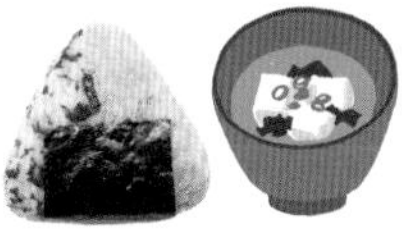

13:00
おにぎり1個
+
スープもしくはみそ汁

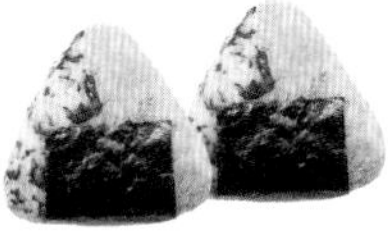

17:00
おにぎり2個
夕方にエネルギーを
補給しておきましょう。

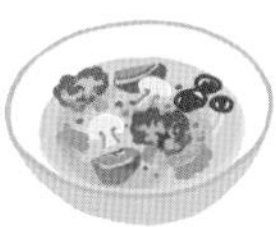

20:30
スープ
もしくはみそ汁

の5つの効果

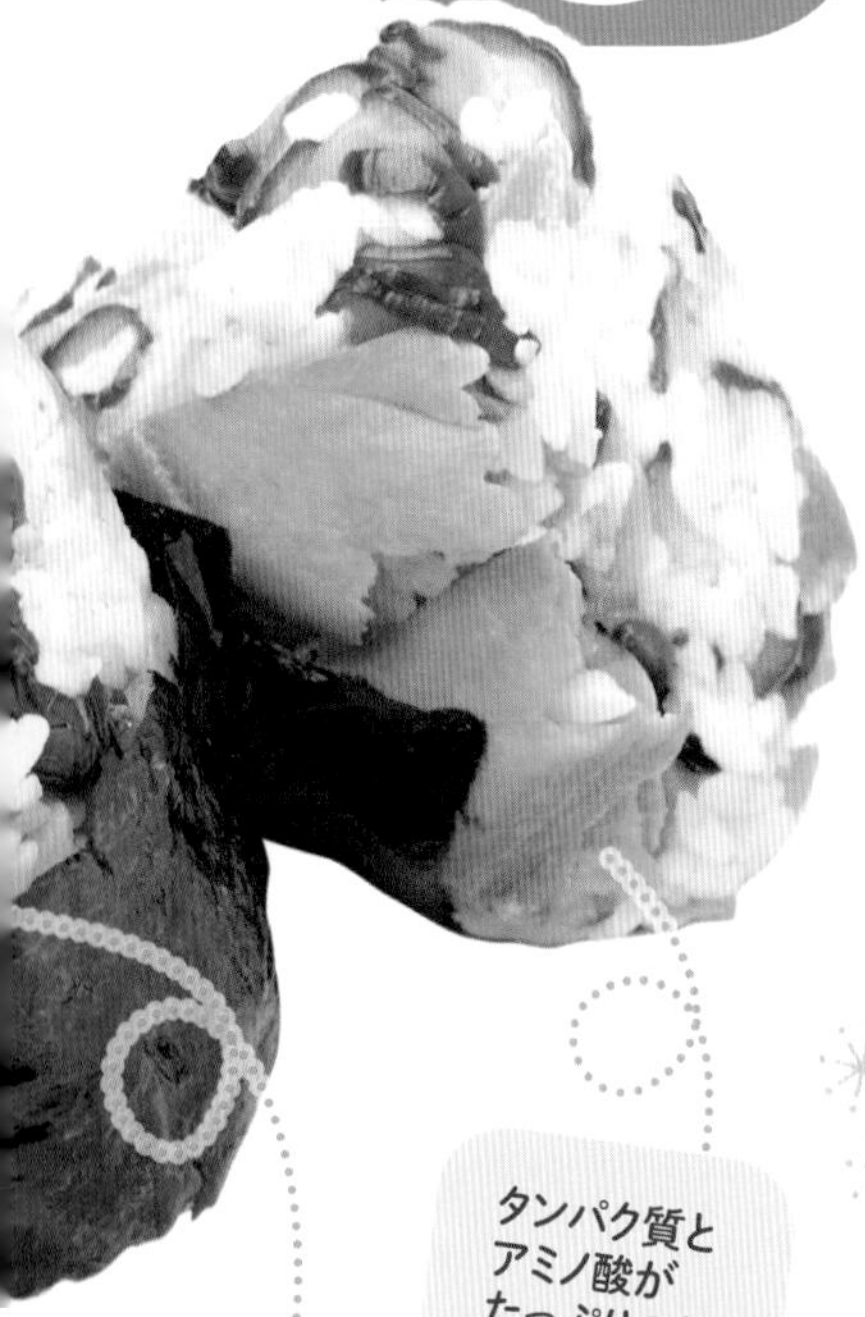
たっぷりの鮭
サバのDHA・EPAで
血液サラサラに

① 満腹感が長続きする！

おにぎりの材料であるお米は、食べるとゆるやかに血糖値を上昇させ、ゆるやかに下降させる性質を持っています。血糖値の上昇とともに、脳の視床下部にある満腹中枢が刺激されるので、満腹感が得られます。おにぎりは水分を多く含むので、体積も大きく、食べごたえもあり、ゆっくりと消化していくので腹持ちも良く、満腹感が長続きします。 ➡ 満腹感が長続きする理由 46ページ

② おいしくエネルギー補給ができる！

炭水化物（糖質）は3大栄養素の中で一番効率良くエネルギーを作ってくれます。お腹が減って疲れていても、おにぎりを食べるとパワーがみなぎってきます。また、お米にはビタミン、ミネラル、カルシウム、鉄分のほかに、マグネシウム、亜鉛など、栄養もたっぷり。優れたパワーを秘めています。 ➡ おにぎりアレンジレシピ 66ページ

③ 便秘解消効果がある！

おにぎりにはたくさんの水分が含まれているので、便を軟らかくし排便を促してくれます。また、お米に含まれているでんぷんは食物繊維と似た働きをする「難消化性でんぷん」で、腸をきれいにお掃除してくれます。腸がきれいになると、肌も美しくなります。腸内細菌のバランスを整える具材や副菜もあわせておすすめしています。 ➡ 便秘解消効果 47ページ

ラクやせおにぎり

④ 筋肉を保ったままやせられる！

ラクやせおにぎりダイエットは、筋肉のエネルギー源となる炭水化物を小まめに摂取するので、筋肉に効率良く栄養を送ることができます。筋肉が落ちにくい状態を保つことができるので、筋肉量の落ちやすい極端な糖質制限ダイエットやカロリー制限ダイエットとは違い、健康的な身体が維持できます。

➡ 筋肉を保てる理由 53ページ

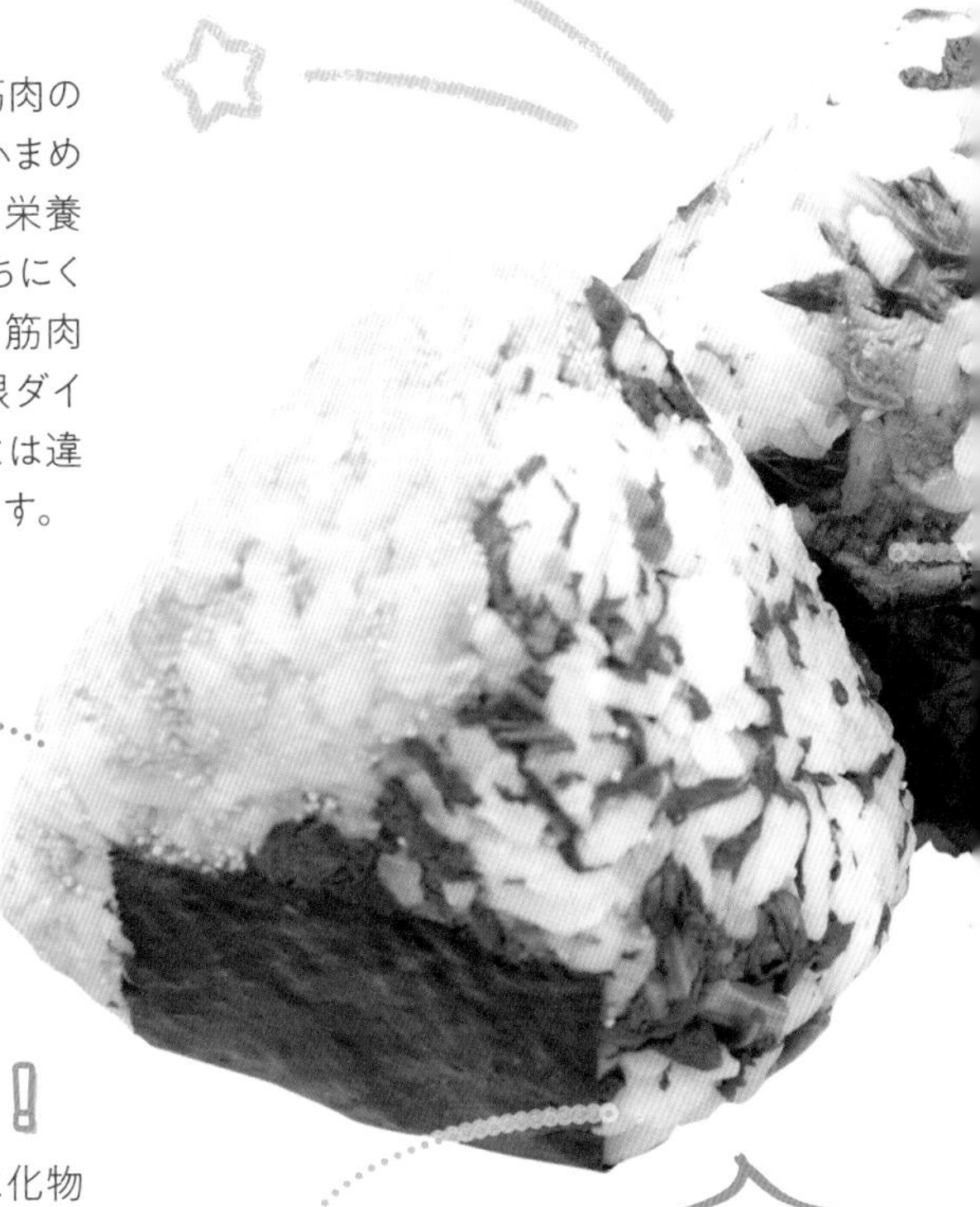

たらこでビタミン・ミネラルを増強

お米で脳と身体を動かすエネルギーを補充

基本の3大ラクやせおにぎりのレシピ
➡ 30〜32ページ

⑤ タンパク質もしっかりとれる！

おにぎりダイエットと聞くと、炭水化物ばかりで身体に必要なタンパク質が不足するのではないかと心配される方が多いですが、中に入れる具材を工夫すれば、しっかりとタンパク質をとることが可能です。本書でご紹介する3大ラクやせおにぎりは、鮭、たらこ、サバなどの食材を使った栄養満点の高タンパクおにぎりです。

➡ ラクやせおにぎりの4大食材 24ページ

私たち こんなに やせました！

54歳 男性

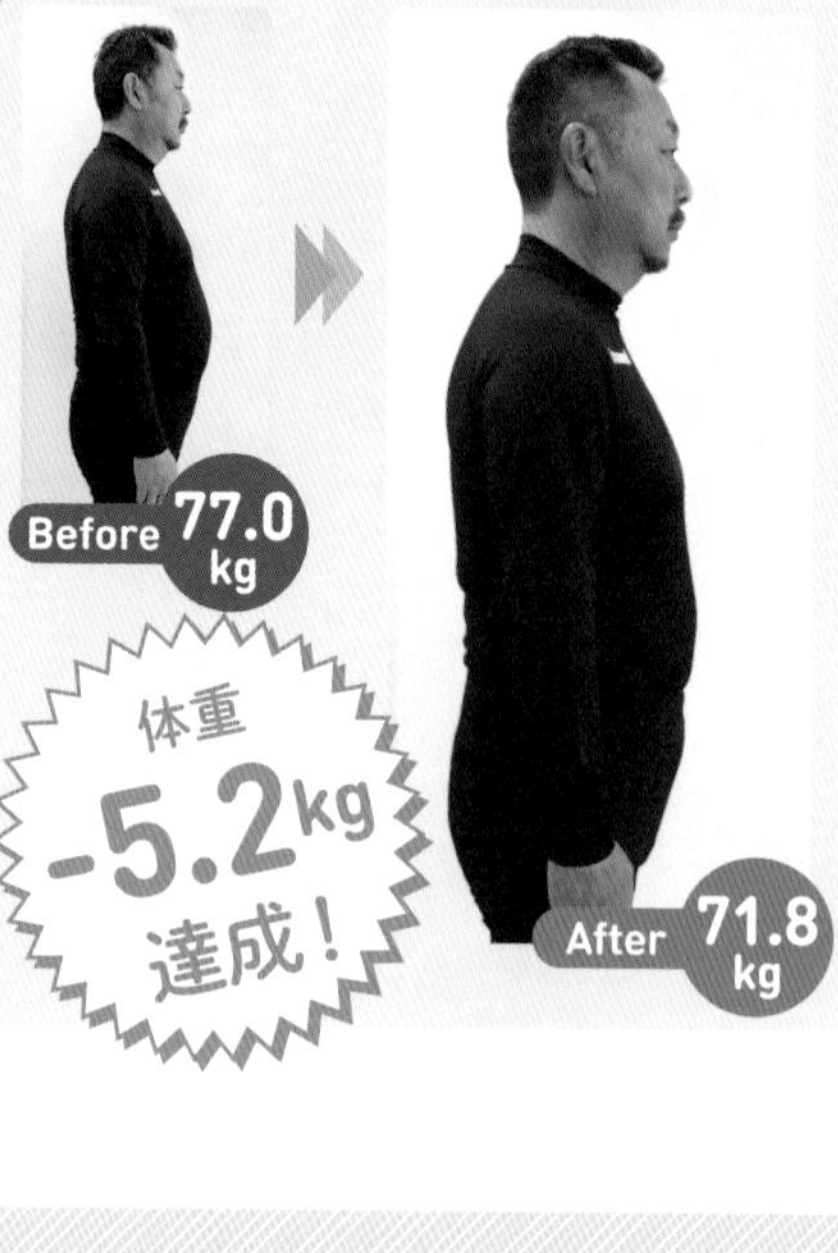

お腹いっぱい食べてもお腹まわりがスッキリ！

説明されたとき、「えっ!こんなに食べていいの?」と思いました。実際食べたときもお腹いっぱいになりました。うれしかったのは**1番気にしていた腹囲が、見た目にもわかるほど減ったこと。**食べながらのダイエットは最高でした！

51歳 女性

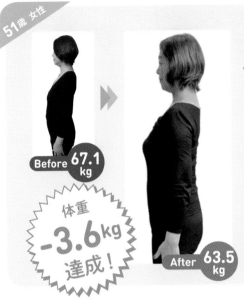

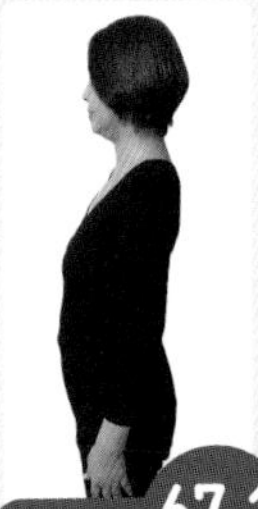

Before 67.1kg

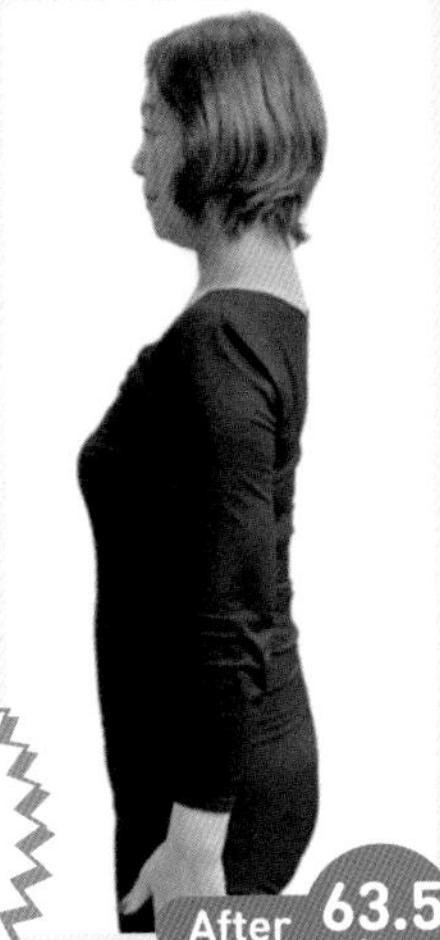

After 63.5kg

体重 -3.6kg 達成！

パン好きでも続けられました！

私は夕食でもパンを食べるくらいのパン好き。お米は苦手だったので最初は続くか不安でしたが、食べやすかったので続けることができました。小腹が減ったら食べられるので、性格にも合ったダイエット法でした。**しゃがんだときに邪魔だったお腹もスッキリしてよかったです。**

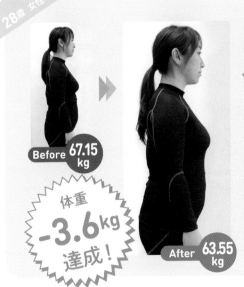

28歳 女性

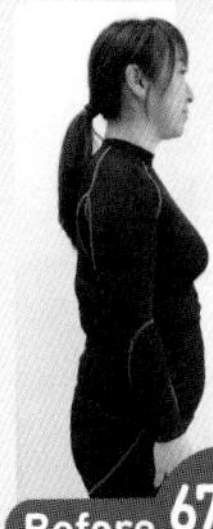

Before 67.15kg

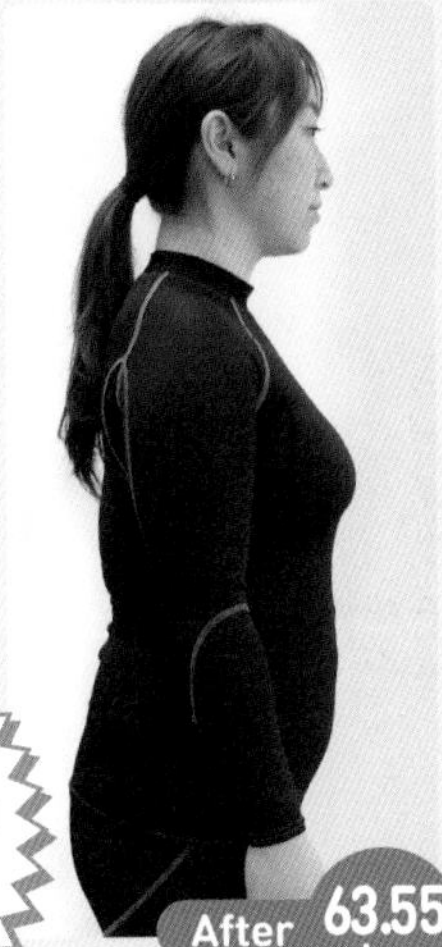

After 63.55kg

体重 -3.6kg 達成！

はじめてダイエットに成功しました！

最初は「こんなに炭水化物を食べて大丈夫なの!?」と思いましたが、毎日体重を量るたびに、きちんと減っていることにびっくり！ 食事の満足感も得られたうえに**お腹と顔がスッキリ**しました。今までお腹がすいてダイエットが続かなかった私でも、成功できました。

＼ダイエット／
体験者の声

体重 -4.3kg 達成！

ラーメン好きでもラクラクやせた！
（43歳・男性）

ラーメンで太ってしまっていたので、同じ炭水化物であるお米を食べて本当にやせられるの？　と正直最初は半信半疑でした。でも、しっかりとダイエットを継続することができ、結果を出すことができました。カロリー計算も簡単で、負担のないダイエットでした。「ラクやせおにぎりダイエット」というフレーズもやる気になりました！

体重 -3kg 達成！

食事を楽しみながらダイエットに成功
（55歳・女性）

ラクやせおにぎりダイエットのいいところは、しっかり食べた感があるところ。甘いものが食べたいなどの若干の誘惑はありましたが、空腹感はほとんどありませんでした。カロリーを守れば野菜や魚、肉なども食べることができるので、満足度の高いダイエットでした。

体重 -3.2kg 達成！

空腹感を感じることなくやせられた
（26歳・女性）

ラクやせおにぎりダイエットは思っていたより食べる量が多くて、本当にやせるのか最初は不安でした。でも、3週間後にはしっかりと結果が出てうれしかったです。食べながらのダイエットだったので、あまり空腹感を感じず続けることができました。

たくさんの栄養・健康の専門家ご協力のもと開発しました！

本書は、安全なダイエットをするために、**医師の櫻庭千穂先生**のご協力のもと、医学的観点からのアドバイスをいただきました。

さらに、おいしいおにぎりで楽しいダイエット生活を過ごしていただくために、レシピ本など50冊以上執筆されている**料理研究家・管理栄養士の金丸絵里加先生**、米・食味分析鑑定コンクール国際大会の審査員を15年連続勤めておられる**米・食味鑑定士の芦垣裕先生**、東京海洋大学非常勤講師を務めておられる**魚の専門家のながさき一生先生**にアドバイスをいただきました。

おにぎりでやせる理由を科学的に説明しながら、21日間のラクやせおにぎりダイエットプログラムと、おにぎりを最高においしくする食材や副菜のレシピもご紹介します。

アメリカから来た糖質制限ダイエットではなく、日本人による、日本人のためのお米を使った方法で、健康的な食生活の一歩を踏み出しましょう！

contents

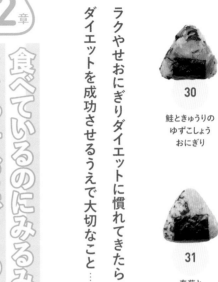

30

鮭ときゅうりのゆずこしょうおにぎり

31

春菊と亜麻仁油のたらこまぶし2色おにぎり

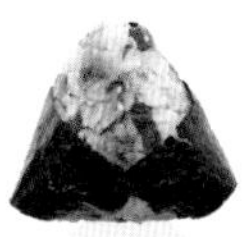

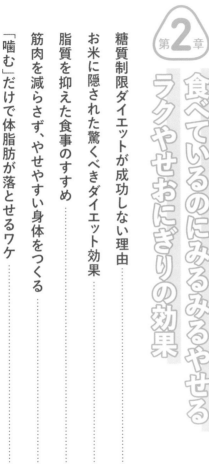

32

サバそぼろと小松菜の混ぜ込みおにぎり

第2章 食べているのにみるみるやせる ラクやせおにぎりの効果

contents

第4章 一生太らない！ 食事とトレーニングのコツ

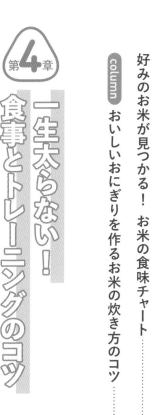

contents

DTP・本文デザイン　野口佳大　　校正　鷗来堂
執筆協力　芦垣裕、ながさき一
制作協力　関澤歩武、関澤彩也華、米本栞、関澤真紀子、瀬戸良贈、中山雅子
イラスト　©ingectar-e

第1章

手間いらずだから続けられる！

ラクやせおにぎりダイエットの秘密

ラクやせおにぎりダイエット 4つのルール

ラクやせおにぎりダイエットには4つのルールがあります。

1 女性は1日おにぎり6個、男性は7個食べる

最も大切なのは**1日の摂取エネルギーとおにぎりの個数を守ること**。1日に必要なエネルギーの8割はラクやせおにぎりから摂取し、おにぎり中心の食事にします。

1日の摂取エネルギーは、標準的な身長と活動量を基準に、10パーセント程度減らした量に設定しています（ダイエット中に摂取エネルギーを極端に減らしすぎると身体への負担が大きくなり、一時的に体重が落ちてもリバウンドしやすくなってしまいます）。

女性の場合、1日の摂取エネルギーのめやすが1500キロカロリーなので、8割は**1200キロカロリー**、男性の場合はめやすが1800キロカロリーなので、**1400キロカロリー**をおにぎりからとります。

おにぎり1個を200キロカロリー（お米100グラム）として計算すると、女性は**1日に6個**、男性は**1日に7個**食べられる計算になります。

おにぎり以外のカロリー分は、本書の76〜80ページで紹介しているレシピを参考に食べると、さらにバランスの良い食事となります。

なお、どうしても昼間に外食をする場合、夕食が遅くなる場合などは、6〜7ページの「ラクやせおにぎりダイエットの進め方」を参考にしてトライしてください。外食をする場合の対処法については、94ページでくわしく紹介します。

2 1日最低4回以上に分けて小まめに食べる

1日に必要なエネルギーを複数回に分けてとることで、**1回に食べる量を減らし、血糖値の上昇をゆるやかにできます**。ゆるやかに上がった血糖値は、ゆるやかに下がっていくので、強い空腹感を防ぐことができます。

食事で上がった血糖値は食後2～3時間くらいで空腹時の血糖値に戻ります。4回以上に分け**3～4時間ごと**に食べれば、空腹を我慢するストレスもありません。

3 ひとくち30回以上噛む

口を動かす行動は、満腹中枢を刺激する要因の1つ。よく噛むと少量でも満腹感を得ることができます。

満腹中枢が刺激されるまでには、食べ始めてから15～20分くらいかかるので、食べるのが速いと「満腹」と感じる前に食べすぎてしまいます。

おにぎりを食べるときは**一口30回以上**をめやすによく噛んで、ゆっくり食べるのがおすすめです。

4 21日間を目標に取り組む

一時的にやせるのではなく、新しい食習慣を身につけてやせるため、ダイエット期間は21日間に設定しています。

人は**同じ行動を21日間程度続けると、その行動に対する抵抗感が急激に低くなり、習慣化する確率が高くなる**といわれています。

また、21日間というゴール設定で、集中力を保てるプログラムにしています。

第4章でもお話ししますが、ダイエットすると決めても、お酒や甘いもの、外食など、さまざまな誘惑があります。

ゴールが決まっていないとこうした誘惑に負けてしまい、人はなかなか踏ん張りがきかないものです。

この4つのルールを守ってダイエットを実践していただくと、いつのまにかダイエットが習慣化し、ムリな運動をしなくてもやせやすい身体になっていきます。

ラクやせおにぎりの4大食材

健康的なダイエットをするには、※**PFCバランス（タンパク質・脂質・炭水化物のバランス）**を考えた具材選びが大切。ラクやせおにぎりは、炭水化物であるお米を中心に、タンパク質と脂質にも注目して、次の2つのポイントを重視しています。

1 筋肉の材料となるタンパク質含有量の高い食材

2 良質な脂質を含む食材

また、栄養価が高くても普通のスーパーで売っていない食材だったり、お財布にストレスのかかる高級な食材だったりすると続けるのが億劫《おっくう》になるので、手間や負担のかからない最適な食材をご紹介します。

※ 厚生労働省「日本人の食事摂取基準」には「エネルギー産生栄養素バランス」として記載

鮭

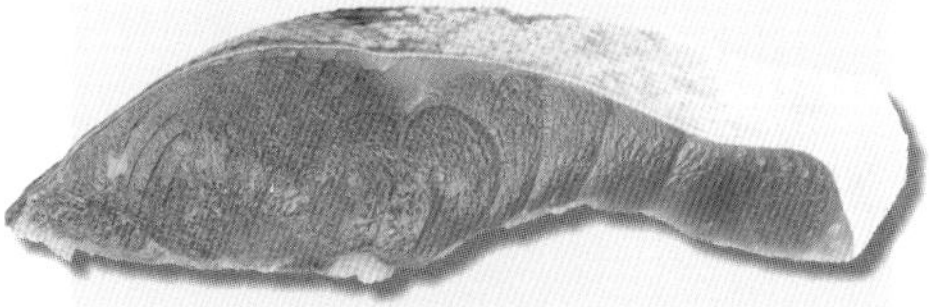

血液をサラサラにし、コレステロール値を下げるDHA(ドコサヘキサエン酸)、EPA(エイコサペンタエン酸)を含みます。抗酸化物質であるアスタキサンチンなどのカロテノイドを含むほか、タンパク質含有量も多く、アミノ酸スコアも高いため、まさにおにぎり具材の王様です。紅鮭は香りも際立っており、脂分もほど良いので、おにぎりに合います。脂が多いのは、養殖銀鮭で、特にDHAは多め。シロザケは、秋鮭(秋に取れる鮭)よりも時鮭(春〜夏に取れる鮭)のほうがしっかりとした味です。塩分が気になる人は、甘口を選んだり、水や酒につけて塩分を抜いたりするのも手。

お米

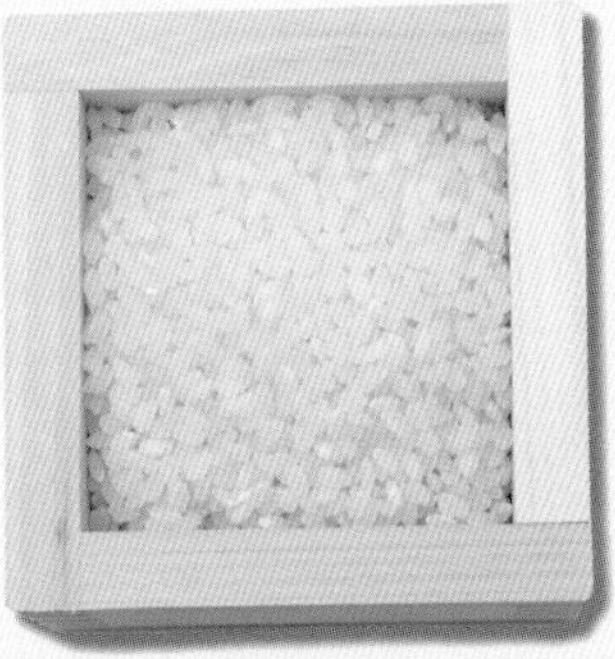

白米は、身体と脳を動かすためのエネルギー源となる炭水化物を豊富に含み、低脂質なため、効率良くエネルギーを摂取することができます。またうどんやパスタなどの麺類などと比べて、消化吸収がゆっくりと行われ腹持ちも良いです。さらにパンや麺類などの主食の中で、タンパク質のバランスを評価する「アミノ酸スコア」の数字が一番高く、最も良質なタンパク質が含まれています。ほかにも、食物繊維・カルシウム・鉄・ミネラル・亜鉛・ビタミンも含まれているため、身体に必要な栄養素を幅広く摂取できます。おいしいお米の炊き方、好みのお米を見つけるヒントは80~81ページで紹介しているので、ぜひ参考にしてください。

サバ

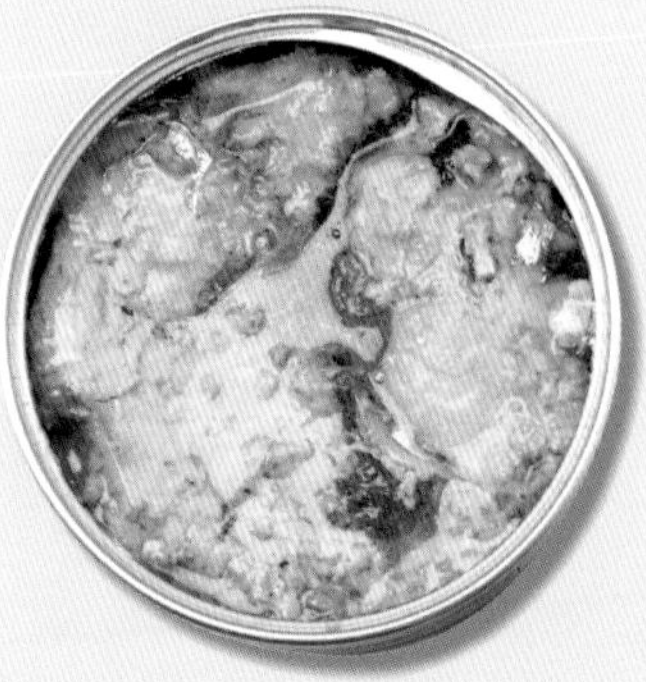

DHA・EPAを多く含み、アミノ酸スコアも高い食材。脂があってしっとりしているもののほうが、おにぎりには合います。切り身の幅が大きいサバは脂が乗っている可能性が高いのでおすすめです。国産のマサバ、ゴマサバとノルウェー産のタイセイヨウサバが流通していますが、脂分や味が安定しているのはタイヨウセイサバ。国産のマサバは、脂が乗っていても食べやすいです。ゴマサバは、脂の控えめなものが多いですが、マサバとは反対に、春夏においしくなるものが多いです。季節に応じて使い分けてください。また、サバ缶のサバはそのまま使えるうえ、栄養が濃縮され、吸収されやすくなっています。

たらこ

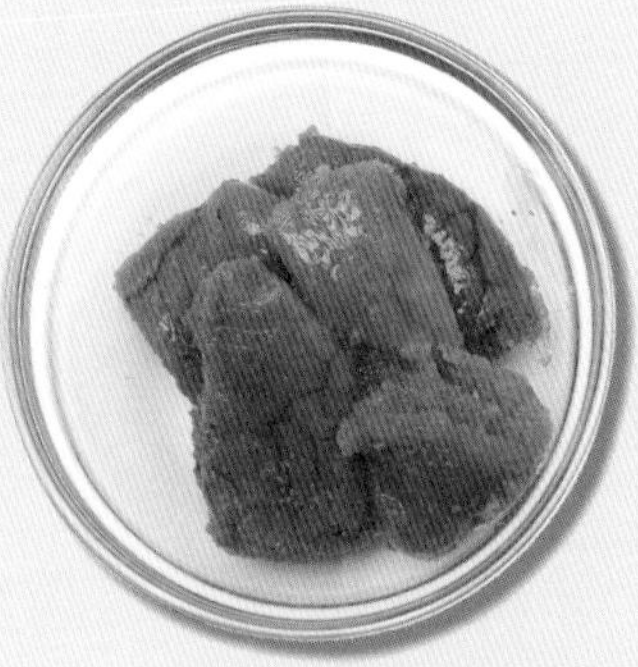

タンパク質や脂質をバランス良く含むとともに、各種ビタミン類も適度に含まれています。痛風の原因となるプリン体が多いイメージがありますが、実は鳥ささみ肉よりも低く痛風の心配もありません。そのまま食べるよりも、焼くほうが消化吸収は良くなります。塩抜きをしにくいので、塩分を気にする方は甘口がおすすめ。赤いものは着色料が使われており、薄だいだい色の無着色のもののほうが自然な味わいです。切れ子(薄皮が少し破れたもの)やバラ子(卵がバラバラになったもの)は、1本ものよりも価格が低いので利用しやすいです。明太子を使えば、唐辛子のカプサイシンの発汗作用で新陳代謝がアップします。

ラクやせおにぎりで良質な脂質もとれる！

筋肉などの材料になる栄養素であるタンパク質と同じく、脂質も実は身体を健康に保つために大切な栄養素。カロリーが高いのでダイエットの敵とされますが、脂質も細胞膜やホルモンを作る大切な役割があるので、ダイエットをしながら適度にとっていただくといいでしょう。

ラクやせおにぎりには、良質な脂質を摂取できる具材も使われています。鮭やサバなどの魚に多く含まれるDHAやEPAは、オメガ3系脂肪酸（不飽和脂肪酸の一種）と呼ばれ、健康効果が注目されています。

同じオメガ3系脂肪酸であるALA（アルファ-リノレン酸）は、**亜麻仁油**や**えごま油**に含まれています。酸化しやすいので、小さめのボトルや個装されているものを選んで、開封したら早めに使い切ってください。

また、**オリーブオイル**もおすすめです。バターやマーガリンの代わりにもなりますし、加熱する料理にも使えます。香りや風味もさまざまなので、使い分けたり、お気に入りを探してみてはいかがでしょうか。

の作り方のポイント

1 やや固めに炊く

固めに炊くと、おにぎりにぴったりな噛みごたえのあるお米に仕上がります。

水の量は、通常炊く際の**5パーセント程度（1合なら小さじ2杯）減らして炊く**のがベストです。

研ぐときは、2〜3分以内でさっとすすぐ程度でOK。研ぎすぎるとパサパサになります。無洗米は軽くすすぐ程度でお米を浸してください。すすぎ後は、30分程度水に浸してすばやく炊くと、風味も良くなります。

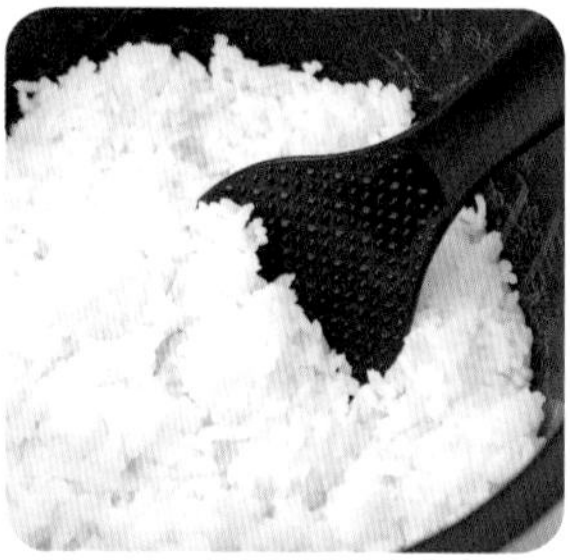

2 ふんわり握る

おにぎりを作るときは、**ご飯の量は100グラムくらい**が理想的。ご飯を強く握ると米が潰れてしまい、お米の本来の旨味がなくなってしまうので、やさしくふんわりにぎってください。

ダイエット中は食事の見た目の満足度も非常に大切です。ふんわり大きく握って満足度を上げましょう。

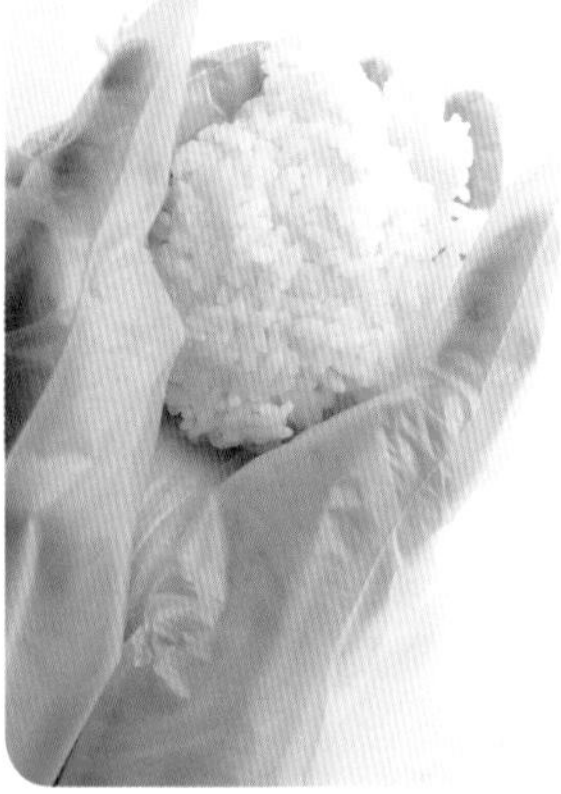

ラクやせおにぎり

3 塩分は控えめに

少し薄めの味を心がけて、塩分控えめにしましょう。おすすめは、精製された食塩（塩化ナトリウム）ではなく**天然塩**です。マグネシウム、カルシウム、カリウムなど他のミネラルも豊富に含まれていて、旨味や風味もあるので、少量でもおいしく食べられます。「食塩」は、塩化ナトリウムの純度が99%以上に精製されていて、とりすぎると身体に水分を溜め込みむくみの原因になるので注意が必要です。

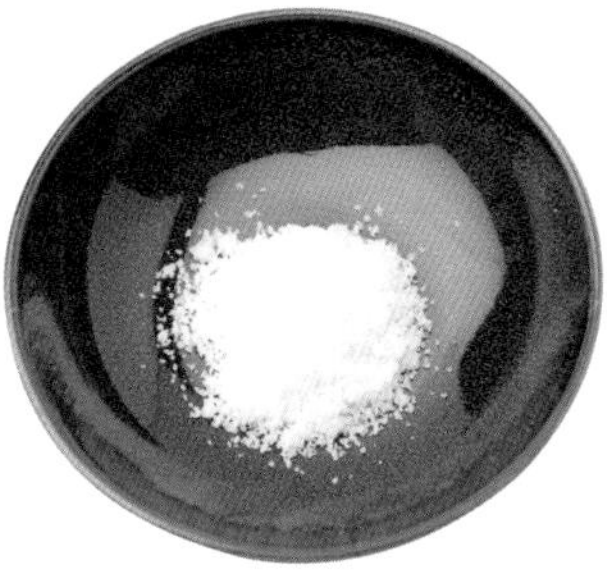

4 盛りつけを工夫する

ダイエットを楽しく続けるためには、食事の彩りも大切。少し盛りつけ方を工夫してみるといいでしょう。ちょっとひと手間かけて、**おしゃれなお皿**に盛りつけたり、**香の物**などを添えたりすれば、1つの見栄えの良い食事になります。30～32、65～80ページで紹介するレシピには、おにぎりといっしょに食べるとよい副菜や食べ方についてのアドバイスも掲載しました。おにぎりを作るのに手間がかからないぶん、ほかの部分でも工夫して楽しんでみるといいでしょう。

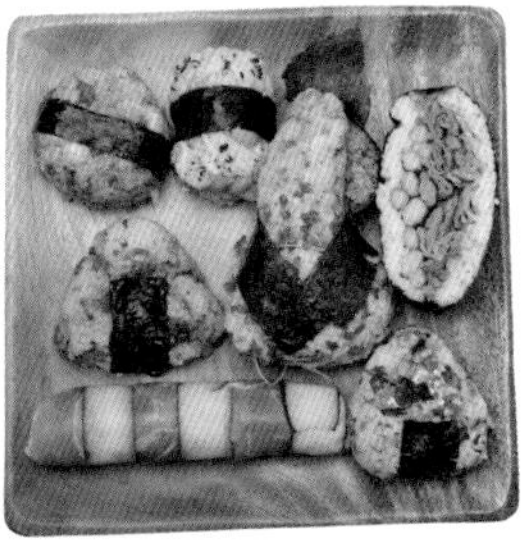

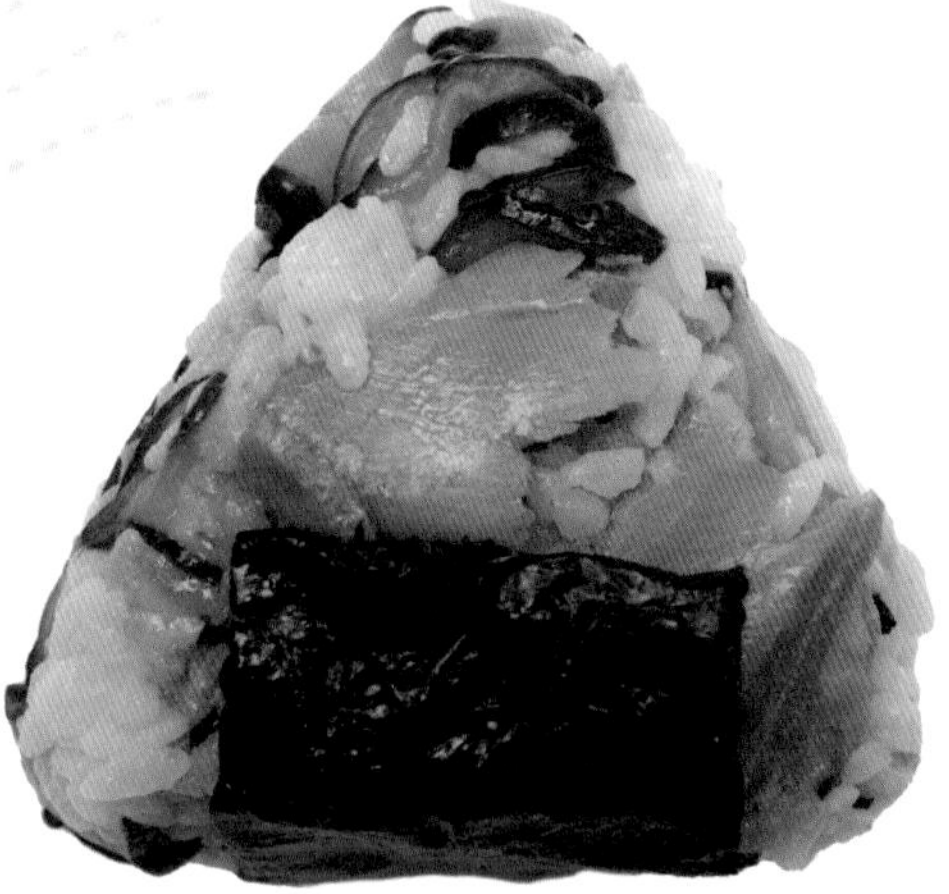

3大ラクやせおにぎり①

鮭ときゅうりのゆずこしょうおにぎり

作り方

1. 鮭は焼いて皮と骨をとり粗くほぐす。きゅうりは薄切りにして塩もみし、しんなりしたら水けを絞る。
2. ボウルにゆずこしょうと水を入れて溶き、ご飯を加えて混ぜ、なじんだら、①と塩昆布を加えてさっくりと混ぜる。
3. ラップを広げ②の半量を乗せて三角形に握り、同様にもう1つ作り、好みでのりを巻く。

食べ方のポイント

鮭の塩分が気になる場合は、酒と水を振り入れてレンジ加熱してほぐして使っても。ほうれん草のごま和えや、野菜炒めスープやミネストローネなど、緑黄色野菜がしっかり食べられるものと組み合わせると◎。

材料 おにぎり2個分

- ごはん…200g
- きゅうり…1本
- 塩昆布…7g
- 水…小さじ1
- 甘塩鮭…1切れ
- 塩…小さじ1／3
- ゆずこしょう…小さじ1／2
- 焼きのり…適宜

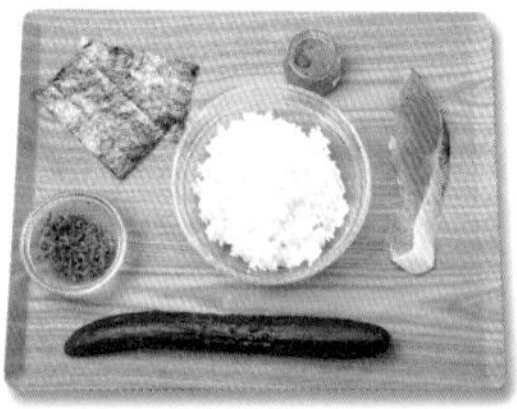

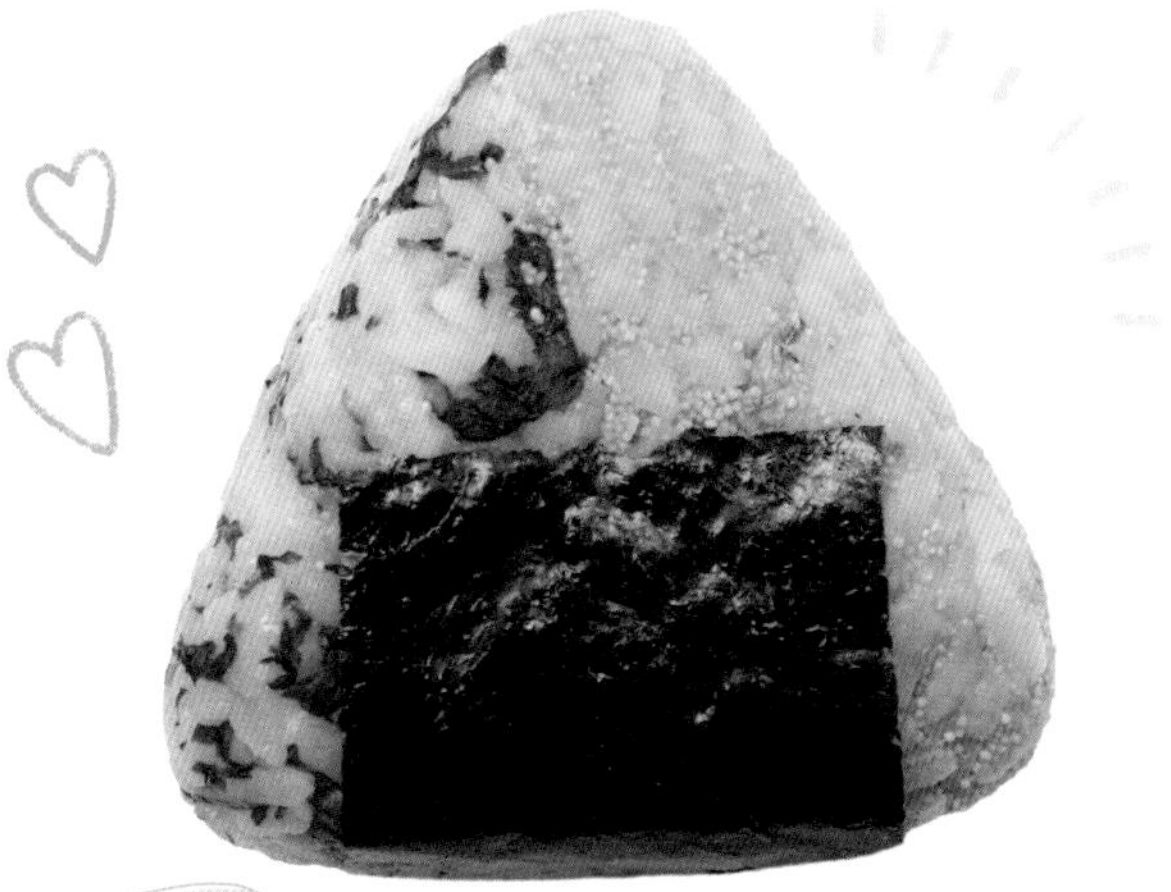

3大ラクやせおにぎり②

春菊と亜麻仁油のたらこまぶし2色おにぎり

作り方

1. たらこは熱湯で1分30秒程度ゆで、粗熱を取ってから、薄皮を取ってぽろぽろになるまで細かくほぐし、亜麻仁油を加えて軽く混ぜる。
2. 春菊はさっとゆで、みじん切りにして、水けを絞り、だししょうゆをかけてからもう一度軽く絞る。
3. ごはんを半分に分けて、1と2をそれぞれに加えて混ぜる。
4. ラップを広げ、その上に春菊をまぜたごはん、たらこをまぜたごはんの順に乗せて包み、ラップの上から三角形に握る。同様にもうひとつ作る。

材料 おにぎり2個分

- ごはん…200g
- たらこ…100g
- 亜麻仁油…小さじ1
- 春菊…1／3束
- だししょうゆ…大さじ1・1／2
- 焼きのり…適宜

食べ方のポイント

好みでたらこを明太子にしても◎。熱々のごはんに、生たらこを混ぜてもおいしいです。青菜類はゆでて水けを絞ると、たっぷりと食べられます。つけあわせには、わかめのかきたまスープなど、海藻+タンパク質メニューの組み合わせがおすすめ。

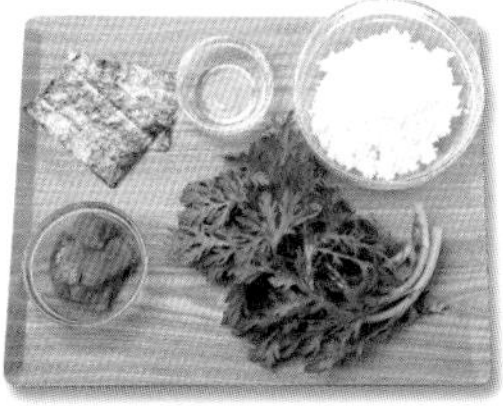

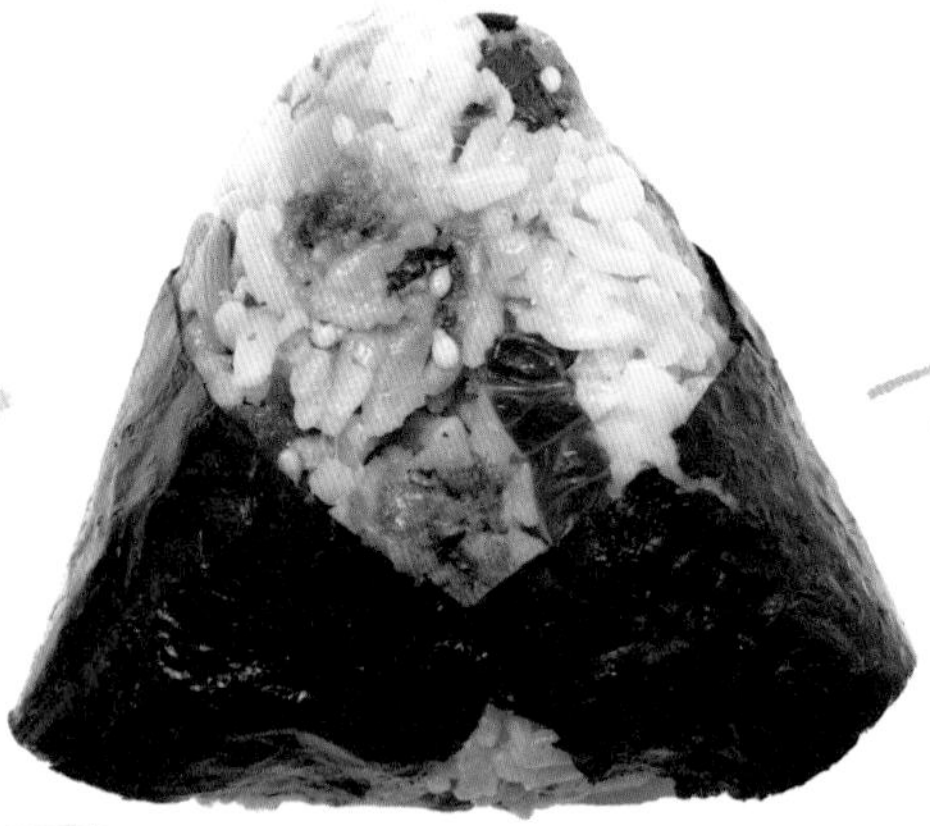

3大ラクやせおにぎり③

サバそぼろと小松菜の混ぜ込みおにぎり

作り方

1. 小鍋にサバの水煮缶を缶汁ごと入れ、Aを加えて中火にかけ、ほぐしながら水分がなくなりしっとりそぼろ状になるまで炒める。
2. 小松菜はさっとゆでて、水けをしっかりと絞り1cm程度の長さに刻む。
3. ボウルにあたたかいご飯を入れ、1と2、白いりごまを加えてさっくりと混ぜてる。
4. ラップを広げ3の半量をのせて三角形に握り、同様にもうひとつ作り、好みでのりを巻く。

※サバそぼろは倍量(作りやすい分量)で作っておき、冷蔵庫で保存も可能。

材料 おにぎり2個分

- ごはん…200g
- サバ水煮缶…1/2缶
- A 酒・みりん・しょうゆ…各大さじ1/2
  砂糖…小さじ1/2
  しょうが(みじん切り)…1/2かけ
- 小松菜…2〜3株
- 白いりごま…小さじ2
- 焼きのり…適宜

食べ方のポイント

サバそぼろは倍量(作りやすい分量)で作り、冷蔵庫なら1週間、冷凍庫なら2週間保存可能。缶汁ごと使うとDHAやEPAをとることができます。小松菜の代わりに、さっとゆでて刻んだ豆苗や三つ葉なども相性が良いです。

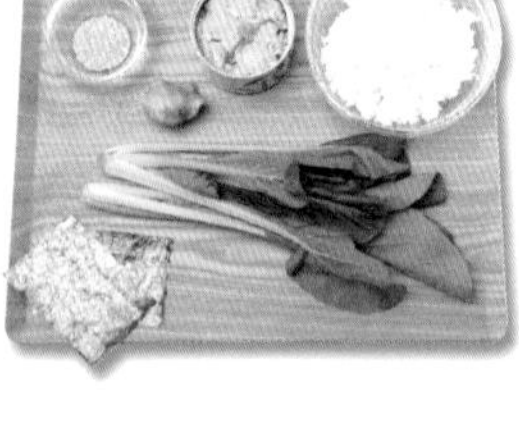

ラクやせおにぎりダイエットに慣れてきたら

21日間のラクやせおにぎりダイエットに慣れてきたら、少しずつ一食内のおかずの割合を増やして、「日本人の食事摂取基準（2020年版／厚生労働省）」にある※「PFCバランス（タンパク質13～20・脂質20～30・炭水化物50～65）」に近づけていきます。

ダイエット中はこれより炭水化物の割合が高くなりますが、脂たっぷり・カロリーオーバーの太りやすい食生活から健康的な食生活に戻すまでの〝移行期間〟として考えていただくといいでしょう。

ラクやせおにぎりダイエットは、基本的には標準体重を上回る方におすすめしているので、平均的なエネルギー摂取量から10パーセント程度引いたエネルギー量を1日

※（単位：%エネルギー）

の摂取めやすとして設定しています。

ＢＭＩ（Ｂｏｄｙ Ｍａｓｓ Ｉｎｄｅｘ）は肥満度を表し、**22くらいが標準体重**です（ＢＭＩは「体重（kg）÷身長（ｍ）の２乗」で割り出すことができます）。

健康診断では、ＢＭＩが25以上なら「肥満・太りすぎ」、18・５未満なら「やせすぎ」という判定となります。筋肉や脂肪量は反映されないので、あくまでも目安としていただくといいでしょう。

１５８センチで60キログラムの女性なら、ＢＭＩは24（60÷１・58÷１・58）で標準体重は約55キログラム。

標準的な活動量の場合、標準体重1キログラムあたりの摂取エネルギー量は30キロカロリー程度なので、１日の摂取エネルギーは１６５０キロカロリー（55×30）。体重を減らす目的で、そこから10パーセント程度減らし、約１５００キロカロリーとなります。

身長の高い人、活動量の多い人などは、**１週間くらいでの体重の変化を見ながら調節してみてください**。

また、本書で紹介しているメニューは治療食ではないので、治療や食事指導を受けている人は自己判断で行わず、必ず主治医に相談することをおすすめします。

ダイエットを成功させるうえで大切なこと

これまでダイエットに挑戦したものの、「すぐ挫折してしまった」「思うように体重が落ちない……」。そんな人も多いかもしれません。

そんな人はダイエットを続けるコツを知らないのが原因です。

ダイエットのコツさえ知っていれば、モチベーションを保ちながら、ダイエットを続けることができます。

ラクやせおにぎりダイエットを続けるために大切なことを、3つお話ししましょう。

❶ ダイエットが楽しくなるしくみをつくる

まず1つめは、**ダイエットが楽しくなるしくみをつくること**です。

行動経済学では、**人は理論よりも感情で動く**生き物だといわれています。

ダイエットも苦しいものととらえてしまうと、「また我慢しなければ……」という感情が働き、途中でダイエットをするのが苦痛になって挫折してしまいかねません。

本書65ページからは、楽しく続けられるバリエーション豊かなおにぎり・副菜レシピを紹介しています。

ご自身の好きなおにぎりを選んだり、日によっておにぎりを変えたりして、楽しんでダイエットをしましょう。

❷ ルールは「めやす」として考える

2つめは、**ルールを守ろうとしすぎないこと**です。

ラクやせおにぎりダイエットには4つのルール（20ページ）があります。

しかし、21日間すべてのルールにしたがってやらなければいけないと考えると、ストレスになります。

外食をしなければいけないときや、複数回に分けて食べる時間がない場合もあるので、まずは「なんとなくルールに沿ってやってみる」という感覚で大丈夫です。

本書の6～7ページの「ラクやせおにぎりダイエットの進め方」を参考にしながら、ストレスを感じない範囲で始めて、長く続けることを目指しましょう。

❸ 体重以外の変化も見て、モチベーションを上げる

3つめは、**体重以外の部分の変化も意識して見ておくこと**です。

ラクやせおにぎりダイエットに限らず、どんなダイエットでも体重の変化は人それぞれの動き方をします。

セオリー通りに体重が落ちていく人もいれば、いきなり体重が落ちるけれども、その後停滞する人、1週間くらい体重の変化はないけれども急に落ち始める人などさまざまです（体重の落ち方については84ページを参照）。

体調の変化や見た目の変化などを意識しておくと、体重がセオリー通り落ちなくても変化を感じられ、モチベーションをキープできます。

3つのポイントを意識して、ラクやせおにぎりダイエットを成功させましょう！

第2章

食べているのに
みるみるやせる

ラクやせ
おにぎりの
効果

糖質制限ダイエットが成功しない理由

炭水化物というと、テレビやネットの情報を見て多くの方が「糖質＝太る」「血糖値の上昇＝太る」というマイナスイメージを持っていると思います。

でも、実はこれは大きな勘違いです。

糖質すべてが太る原因になるわけではありません。

ひと口に「糖質」といっても、いろいろな種類があります。消化吸収のされ方や、血糖値の上がり方はそれぞれ違うのですが、すべて同じものとして避けられがちです。

まず、炭水化物は「糖質」と消化されない「食物繊維」に大別されます。

口から入った糖質は、だ液などの消化液によって分解され、腸で吸収されて、グルコース（ブドウ糖）として血液中に入り、血糖値が上昇します。

すると、膵臓から血糖値を下げるホルモンである「インスリン」が分泌されます。インスリンは血液中の糖質を細胞に取り込むよう命令するホルモンで、膵臓のインスリン分泌機能が正常であれば、血糖値が高くなればなるほどたくさん分泌されます。

その後、血液中のグルコースは、筋肉や肝臓、脂肪細胞などに運ばれます。運ばれたグルコースは主にエネルギーを得るために消費されますが、**消費されずに余ったグルコースは脂肪として蓄えられます**。

脂肪になるのは、この**「余った分」**だけなのですが、「インスリンが分泌されると脂肪になる」というメカニズムが、太るイメージにつながっているのでしょう。

●間違った糖質制限で太りやすい体質に!?

この理論を用いているのが、近年よく耳にする**糖質制限（低糖質）ダイエット**です。

これは、血糖値を上昇させる糖質の量を制限して、インスリンの分泌量を減らし、脂肪細胞にエネルギーを取り込ませないようにする方法です。

しかし、この糖質制限ダイエットは、間違った方法で広まってしまっているようです。

みなさんの中には、「ご飯、パンを食べないダイエット方法」「おかずは何でも好きなだけ食べていい」と思っている人が少なくないのではないでしょうか。

実はこうした主食を抜く極端な糖質制限は、**一時的には体重が減っても、リバウンドしてしまうおそれがあります**。

糖質は身体を動かし筋肉を保つための一番のエネルギー源です。極端な糖質制限をすると、身体を動かすためのエネルギーが不足し、空腹感、疲労感が襲ってきます。血糖値が下がりすぎた状態です。

エネルギーが不足した状態では、筋肉を分解してエネルギーを捻出しようとするため、**筋肉が減り、代謝が落ちてやせにくい身体になってしまう**のです。

血糖値が下がったとき、身体は「血糖値を上げよう」として、アドレナリンやノルアドレナリンなどのホルモンを分泌します。

これらのホルモンは、「戦いのホルモン」とも呼ばれ、分泌されると**イライラしたり、精神的に不安定になりやすくなったりします**。

さらに強い空腹感にも襲われるので、一度に多くの食事をとってしまったり、せっかく控えていた甘いものを食べすぎてしまったりして、ダイエットが失敗に終わってしまう原因となるのです。

また、糖質制限をしていても、おかずを無制限に食べていると「適量で満足する感覚」がなくなってしまい、暴飲暴食によるカロリー過多の状態になってしまいます。何事も多すぎても少なすぎてもバランスが悪くなってしまうのです。

こうした即効性のあるダイエット方法は一見効果的に見えますが、長い目で見ると心身に負担がかかっており、かえって脂肪がつきやすい身体になってしまう、というわけです。

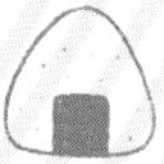

お米に隠された驚くべきダイエット効果

「おにぎりは世界一のダイエット食品だ！」。僕が20年以上、そう提唱している理由はおにぎりのメイン材料「お米」には、驚くべきダイエットパワーが隠されているからです。

お米のダイエット効果1 タンパク質同様に脂肪になりにくい

冒頭でお話しした通り、お米（炭水化物）は3大栄養素の中で、**タンパク質と同様に脂肪になりにくい性質**を持っています。

身体に入った栄養素はさまざまな代謝経路を通り、形を変えて、余ったものは脂肪細胞として蓄えられますが、体脂肪に変換されるときにエネルギーが使われます。

脂質は体脂肪に変換されるときにほとんどエネルギーが消費されませんが、タンパク質は20パーセント、**炭水化物は25パーセントもエネルギーが消費されます**。

また、同じ糖質でもお米と砂糖とでは、身体の中で起こる変化はまったく違います。

糖質には、単糖類、二糖類、多糖類があります。

「単糖類」は、ブドウ糖や、果物に含まれる果糖などで、糖の分子が1つなので単糖類と呼ばれます。糖質の中で最も吸収されやすく、吸収されると血糖値が急激に上がります。

「二糖類」であるショ糖が主成分の砂糖は、糖の分子が2つ結合したものです。ブドウ糖に分解しなければならないので単糖類よりは時間がかかりますが、すばやく吸収されます。砂糖を多く含む清涼飲料水などは血糖値の急上昇を招きます。

「多糖類」は糖の分子が多数結合したもので、お米に含まれる「でんぷん」はこれに当たります。ブドウ糖として吸収されるまでには時間がかかるため、血糖値の上昇もゆるやかです。そのため、**余分なエネルギーとして蓄積されにくい**のです。よく噛むと、さらにゆるやかになり、太りにくくなります。

お米は一度にたくさん食べなければ太りません。お米を食べて太った方の多くは、お米といっしょに脂質をたくさんとって、カロリーオーバーになっている場合がほとんどなのです。

お米のダイエット効果2
満腹感を長く保てる

お米を食べると**血糖値がゆるやかに上昇し、満腹感を長く保つことができます**。

炭水化物は、すばやくエネルギーになるので、食べたらすぐパワーが湧いてきます。

お米はパンやうどんなどの麺類のような加工されたものと違って粒のまま食べるので、ほかのものより食べにくい食材です。自然と噛む回数が増えるので、食べ応えのある満足度の高い食事になります。

ただし、一気におにぎりを何個も食べ、炭水化物を一度にたくさんとってしまうと、血糖値が急激に上昇してインスリンの分泌が増え、余ったグルコースが脂肪になってしまいます。

そのため、本書のダイエットプログラムでは、おにぎりを4回以上に分け、小まめに食べることをおすすめしています。血糖値が乱高下しないように食事をするので、ストレスなくダイエット生活を続けることができます。

お米のダイエット効果3　便秘が解消される

お米以外にもパンやうどんやパスタなどの炭水化物があるなかで、僕がなぜお米を世界一と評価しているのか。

それは、**便秘解消効果により、身体に不要なものを排出できるから**です。

お米にはたくさんの水分が含まれており、便を軟らかくし排便を促してくれます。

また、お米には、食物繊維と似た働きをする**「難消化性でんぷん（レジスタントスターチ）」**が含まれています。

難消化性でんぷんは、腸内細菌の中でも身体にとって有用な働きをする「善玉菌」を増やしてくれるので、腸内環境を整える効果も期待できます。消化されずに大腸まで届き、腸をきれいに掃除してくれます。

本書でご紹介しているおにぎりの具材や副菜は、腸内環境を整える働きもあるので、さらに効果的です。

お米のダイエット効果4　おいしく食べながらやせられる

ダイエットを続けるうえでは、おいしさも非常に重要です。

本書の30～32ページでおすすめしている「3大ラクやせおにぎり」は、**誰もが食べやすく、どんな具材とも合わせやすい精白米**を使っています。

精白米には甘みのあるお米、もちもちした食感のお米など、さまざまな種類があります。81ページには、好みのお米を見つけるためのチャートをご用意したので、ぜひ活用してみてください。

また、食物繊維やビタミン、ミネラルなどの栄養面から、玄米、もち麦、雑穀入りご飯を使ったレシピもご紹介しています。精白米と比べると好みが分かれますが、より満腹感が得られたり、違った食感が楽しめたりというメリットがあります。64ページで紹介しているので、お好みや目的に合わせて取り入れてみてください。

このように、お米はうまく使えばダイエットをするうえでは、本当にいいことずくめの食材なのです。

ラクやせおにぎりダイエットは こんな人にぴったり！

当てはまるものが多い人ほど、変化を感じやすいでしょう。

- ☑ダイエットに失敗、リバウンドしてしまった
- ☑体重が増加傾向で、肥満が気になる
- ☑料理には時間や手間をあまりかけられない
- ☑よく噛まない、食べるスピードが速い
- ☑脂っこいこってりしたものが好き
- ☑ファストフード、ラーメンなど高カロリーのものが好き
- ☑ご飯よりパンが多い（特に菓子パン、甘いパン、デニッシュ系のパンが好き）
- ☑甘いものが何よりの楽しみ
- ☑ストレスなくダイエットしたい

おにぎり中心の食事で、
手間やストレスを感じずに
健康的な食生活に移行できる！

脂質を抑えた食事のすすめ

「日本人がお米を食べなくなった」とよくいわれるようになりました。

国内のお米の消費量は、昭和37年度の１１８・３キログラムをピークに、年々減少傾向となり、半世紀で約半分まで減っています。

食生活の欧米化にともない、外食が身近になり、単身世帯が増えてコンビニなどを利用する機会も増えたことから、日本人の食生活は大きく変化しました。

同時に、肥満の人も増加しています。

厚生労働省の調査によると、近年の肥満の人の増加は、脂質の多い食事によってＰＦＣ（タンパク質・脂質・炭水化物）バランスが崩れたことが影響していると考えられています。

昔の日本人はお米を主食とし、納豆や焼き魚、具だくさんの味噌汁などを食べ、理想的なＰＦＣバランスを保っていましたが、近年は主食もお米を食べる機会が減り、バターたっぷりの脂質の割合が高いパン食が増えているのです。

さらに脂質の多い食事をとる割合も増え、カロリーの摂取量も増加の一途を辿っています。

では、なぜ脂質を摂取すると太りやすくなるといわれているのでしょうか。

それは、**脂質はエネルギー量が多く、蓄えられやすい性質**だからです。

タンパク質と炭水化物のエネルギー量は、１グラムあたり４キロカロリーです。それに比べて、脂質は１グラムあたり９キロカロリーと、倍以上ものエネルギーを持っています。

それだけではありません。

脂質は、体脂肪として蓄えられるときにエネルギーを消費しないので、食べものを消化するときに発生する食事誘発性熱産生（ＤＩＴ）もほとんどありません。

脂質は身体に入るとほとんどそのまま蓄えられるのです。

炭水化物やタンパク質を必要以上に摂取した場合にも、余ったエネルギーが脂肪細胞に引き込まれて体脂肪として蓄えられますが、その過程で20〜30パーセントのエネルギーが消費されるので、その分は脂肪になりません。

ほかの栄養素と比べて圧倒的に太りやすい性質を持っているのが脂質なのです。

海外の珍しい食材が「スーパーフード」として注目を集めることがありますが、日本に伝わる和食こそ、スーパーフードの宝庫。お米、大豆からできる味噌・納豆・豆腐・豆乳、お酢、ぬか漬け……挙げればきりがないほどです。

海外でも和食の健康効果が注目され、ユネスコ無形文化遺産にも登録されました。

本書のラクやせおにぎりのレシピはお米と魚がメインなので、脂質を抑えた食生活に無理なく移行できます。

ラクやせおにぎりダイエットを機に、和食を見直してみませんか？

筋肉を減らさず、やせやすい身体をつくる

ダイエットに挫折しリバウンドすると、食事量を減らしても、ダイエット前より体重が増えてしまうことがよくあります。

これは、ダイエットによる**筋肉の減少にともなう代謝の低下**が原因です。

筋肉は身体を動かす唯一の組織であり、筋肉が大きなエネルギー消費の役割を果たしています。体重を落とすという観点では、筋肉は脂肪を効率的に燃焼してくれるありがたい存在なのです。

女性より男性のほうがやせやすいといわれるのは、この筋肉量に差があるからです。筋肉があればあるほど、エネルギーの消費量が上がるので、ダイエット中は筋肉を落

としてはいけないのです。

ところが、**糖質制限ダイエットや極端なカロリー制限ダイエットでは、代謝を上げる役割を担う筋肉を落としてしまいます**。

筋肉が落ちる原因はエネルギー不足にあります。

人間の身体は本能的に、生命を維持するために体脂肪を蓄えようとする働きが強く備わっています。

そのため、糖質を極端に制限して身体がエネルギー不足の状態になると、生命を維持するために、脳が「筋肉を落とせ」と指令を出してしまいます。生命を維持するためには、脂肪を燃焼させる筋肉は不要だからです。

また、筋肉は常に分解と合成をくり返しています。

血糖値が上昇するとインスリンが分泌され、筋肉や肝臓、余ったエネルギーが脂肪細胞に送り込まれますが、このときに身体は筋肉にエネルギーを送り込んで、筋肉の合成を始めます。

ところが、極端な糖質制限やカロリー制限でエネルギーが不足し空腹状態になると、筋肉の合成より分解にあてる時間が長くなり、筋肉の合成よりも分解が進んでしまうのです。

ラクやせおにぎりダイエットで、おにぎりを4回以上に分けて小まめに食べるルールをつくっているのは、こうした**筋肉の減少を防ぎ、やせやすい身体をつくるため**です。

ちなみに、ボディメイクの専門家のボディビルダーは、この理論を利用して1日6食以上に分けて食事をされているそうですよ。

「噛む」だけで体脂肪が落とせるワケ

子どもの頃から「よく噛んで食べなさい」と親や学校の先生に口うるさく言われてきた人もいるでしょう。食事はよく噛んで食べたほうが身体に良い、というのはなんとなくご存知ではないでしょうか。

ラクやせおにぎりダイエットのルールの1つ「ひとくち30回以上噛む」ことには、きちんとメリットがあります。

まずメリットの1つは、第1章でお話しした通り、**噛むと満腹中枢が刺激されるので、満腹感を得られること**です。満腹感を得られると、自然と食事量を抑えることができます。

これには噛むことで食欲を増進させる消化管ホルモン「グレリン」が減少し、食欲が抑制されるという報告もあります。

また、ゆっくり食べることによって、**食後の食事誘発性熱産生（DIT）が増加する**こともわかっています。

東京工業大学の林直亨氏の研究によると、よく噛んでゆっくり食べることによって、「体重60kgの人がこの食事（300キロカロリーのブロック状の食品）を1日3回摂取すると仮定すると、咀嚼《そしゃく》の違いによって1年間で食事誘発性体熱産生には約11000キロカロリーの差が生じる。これは脂肪に換算するとおよそ1・5kgに相当する。」という結果が出ています（東京工業大学研究結果より一部抜粋）。

簡単にいうと、よく噛むだけで年間1・5キログラムの脂肪を燃焼できるというわけです。

ゆっくりと食べるだけで、満腹感を得られて、脂肪も燃焼できる。でも、理論はわかってもなかなか実践するのはむずかしいなぁ……と思っている方もいるでしょう。

ご安心ください。

実はラクやせおにぎりダイエットでは、噛みたくなるしくみができています。

まず、パンやパスタなど、さほど噛まなくても食べられる食生活だった人が、粒が大きく咀嚼の必要があるお米中心の食事に変えると、それだけで自然と噛む回数が増えます。

さらによく噛む習慣をつけたい人は、おにぎりのお米に64ページで紹介している**玄米やもち麦などの雑穀を混ぜて食べていただくといいでしょう**。クルミなどのナッツ類もよく噛まないと食べられない、旨味が出ない食品なので、おにぎりのアクセントにしたりして、食事に加えていただくといいと思います。

ぜひラクやせおにぎりダイエット期間で、よく噛んでゆっくり食べる習慣も身につけていきましょう。

21日間のダイエットプログラム終了後の食事

ラクやせおにぎりダイエットプログラム終了後（22日目以降）は、**おにぎり1個（200キロカロリー）を、高タンパク、低脂肪のおかずに変えて、体重の変化と空腹感の感じ方などを1週間程度観察しましょう**。

高タンパク、低脂肪の食材といえば、**鶏むね肉・鶏ささみ・鮭・サバ・鰹節・ツナ・いわし・牛ヒレ肉・豚ヒレ肉・納豆**などです。あまり油を使わず、蒸したりグリルで焼いたりしたものがいいでしょう。

油を使う場合は、27ページを参考に、良質なものを選んでください。使いすぎないように、適度に取り入れましょう。

まだ体重が落ち続けている場合は、100キロカロリーのおかずをプラスして、摂取カロリーを増やして様子を見ましょう。

体重の変化がなければ、基本的には摂取量と消費量のバランスがとれている状態です。活動量やもともとの筋肉量などによっても違うので、ご自身の適量を探ってみてください。

こうして調整していくと、摂取カロリーを抑えながら、PFCバランス（33ページ参照）を整え、健康的なダイエット生活を継続できるようになります。

最終的な理想の食事は、昭和の朝ご飯のようなイメージです。一汁三菜を基本として、ご飯に、鮭や鯖などの焼き魚を中心とした主菜と、野菜、きのこ類、海藻類、発酵食品などを使った汁物と副菜で構成されたメニューです。具だくさんの汁物なら、ご飯と味噌汁、スープだけでもバランスのとれた食事になるので、本書のレシピも参考にアレンジしてみてくださいね。

● 21日以内に目標を達成した場合

少し摂取カロリー数を増やしても問題ありません。先ほどと同様に高タンパク、低脂質の食材を意識して、食事に加えていきます。

まず、おにぎり1個（200キロカロリー）を、高タンパク、低脂肪のおかずに変えて体重の変化と空腹感など1週間程度、観察して様子を見ます。

変更した低脂肪のおかず（200キロカロリー）に、さらに100キロカロリーのおかずを足していきます。おにぎりが200キロカロリー減って、おかずが300キロカロリー増えるので、全体的には100キロカロリー増えたことになります。


さらにまた1週間程度様子を見て、体重の減少が止まれば、基本的には摂取量と消費量のバランスがとれているので、摂取カロリーを保ちましょう。もう1つおにぎりを減らし、おかずを増やしてPFCバランスを整えていきます。

まだ体重が落ちるようであれば、次の1週間のおにぎりとおかずを変更するタイミングのときに、プラス100キロカロリーのおかずを加えて、全体的なカロリー摂取量を増やしていきます。


このように少しずつ摂取カロリーを増やすと、自分の理想の摂取エネルギー量がわかるようになるので、ダイエットプログラム終了後のリバウンドを防げます。

ダイエットプログラム終了後は、早食いや脂質過多の食事に戻らないように意識しましょう。

ただし、高タンパク、低脂質のものが良いといっても、同じものばかりをずっと食べ続けることはおすすめしていません。

日本には、豊かな自然の中で育まれた四季折々の食材があります。

ぜひ、「旬」を意識して、いろいろな味を楽しんでみてください。メインの具材が同じでも、旬の食材を組み合わせるとバリエーションが広がります。

ダイエットプログラム終了後も、おいしくて健康的な食生活を楽しみましょう。

ダイエットプログラム終了後の食事

おにぎり1個(200キロカロリー)を、
高タンパク、低脂肪のおかずに変える。
あまり油を使わず、蒸したり
グリルで焼いたりしたものを食べよう!

高タンパク・低脂肪のおかずの例

- 鶏むね肉
- 鶏ささみ
- 魚類(鮭・サバ・鰹節・ツナ・いわしなど)
- 牛ヒレ肉
- 豚ヒレ肉
- 納豆

体重の変化と空腹感の感じ方などを1週間程度観察!

column

おにぎり生活が楽しくなる雑穀の選び方

雑穀は食べにくいという方もいらっしゃるかもしれません。そんな方には、玄米と白米の間のような「分《ぶ》づき米」がおすすめです。白米に近いものから、「7分づき」、「5分づき」、「3分づき」と呼ばれ、数字が小さくなるほど玄米に近くなります。精米の度合いが低いほど、固い食感で消化しにくいので、白米以上によく噛まなくてはなりませんが、栄養価は高くなります。「7分づき」から始めて、徐々に玄米に近づけていくといいでしょう。

「発芽玄米」は、そのままの玄米より柔らかくて食べやすく、さらに栄養価も高いです。大麦の中でも水溶性食物繊維を多く含む「もち麦」も、モチモチした食感が楽しめておにぎりにもおすすめの雑穀です。古代米の黒米、赤米、緑米は、アントシアニン、タンニンといった色素を含み、抗酸化作用などの健康効果も注目されています。ほかにも、あわ、ひえ、きび、アマランサス、キヌアなど、たくさんの種類があります。迷ったら、さまざまな雑穀がブレンドされているものがおすすめです。白米に混ぜて炊けば、手間もかかりません。雑穀入りのパックご飯も増えてきたので、ぜひお試しください！

第3章

健康効果倍増！

おにぎりアレンジレシピ

ダイエットがもっと楽しくなる！
おにぎりアレンジレシピ

おにぎりを作っていると、気づくと具材がいつも同じになりがちです。毎日お弁当を作る人は、普通のおにぎりはもう飽きた……とお困りの人もいると思います。ご安心ください。ちょっと手を加えれば、もっとおいしく、健康的なおにぎりにバージョンアップできます。

本章では、30～32ページで紹介した「3大ラクやせおにぎり」のほかに、筋肉をキープしたままやせたい人や疲れをとりたい人、美しくやせたい人など、食事を楽しみながらヘルシーなダイエットをしたい人にぴったりな、おにぎりアレンジレシピをご紹介します。栄養たっぷり、飽きずに毎日食べられるおいしいものばかりです。見た目も鮮やかなので、お弁当に入れれば一気に豪華な見栄えになります。

食事を満喫しながら、楽しくダイエットにチャレンジしていきましょう！

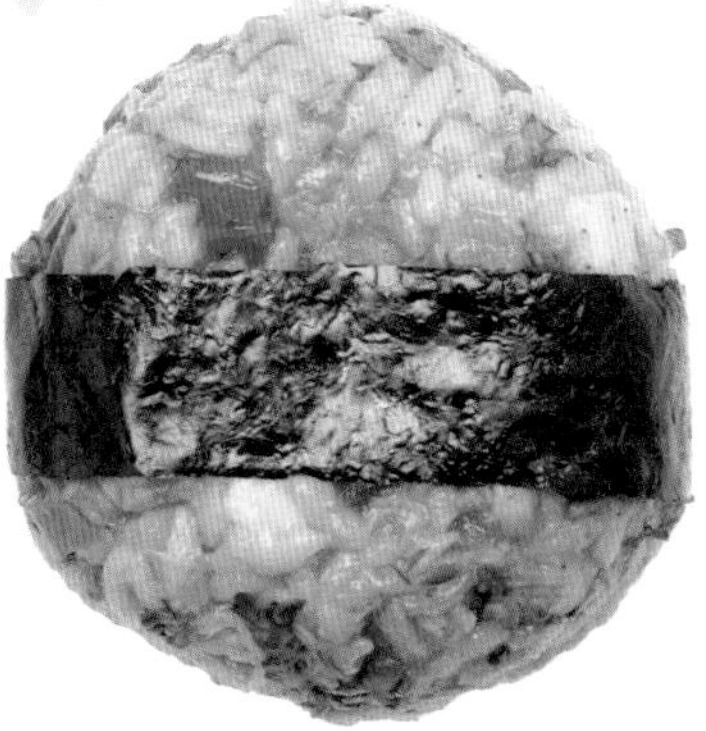

筋肉をキープしながらやせたい人のラクやせおにぎり❶

ツナとチーズ、パセリのカレー風味おにぎり

作り方

1. 玉ねぎはみじん切りにし、Aとともに耐熱ボウルに入れ、5㎜角に切った赤パプリカと、缶汁を軽くきったツナをまぜてラップをふんわりとかけ、500Wの電子レンジで2分加熱する。
2. プロセスチーズは5㎜角程度に切る。
3. 発芽玄米ごはんに1を加えてよくまぜたあと、2とパセリを加えてまぜ、等分に分けてラップに乗せて握り、のりを巻く。

食べ方のポイント

パセリにはトレーニングで消耗しやすい鉄やカルシウムなどのミネラルが多く含まれるので、積極的に使いたい食材。つけあわせはトマトサラダやパプリカのソテーなどがベストマッチ。ただし、オイリーな副菜には注意。

材料 おにぎり2個分

- 発芽玄米ごはん…200g
- ツナ水煮缶…1缶(70g)
- 玉ねぎ…1／8個
- 赤パプリカ…1／4個
- パセリ(みじん切り)…1枝分
- プロセスチーズ…20g
- 焼きのり…適宜
- A
  - カレー粉・ケチャップ・しょうゆ…各小さじ1
  - コンソメスープの素…小さじ1
  - 砂糖…小さじ1／2

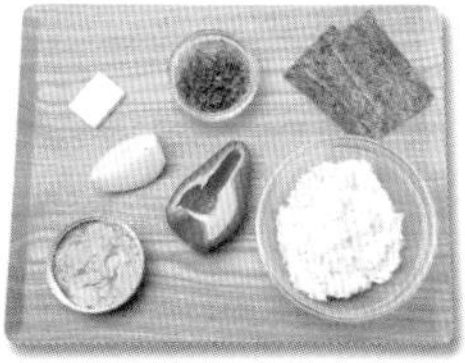

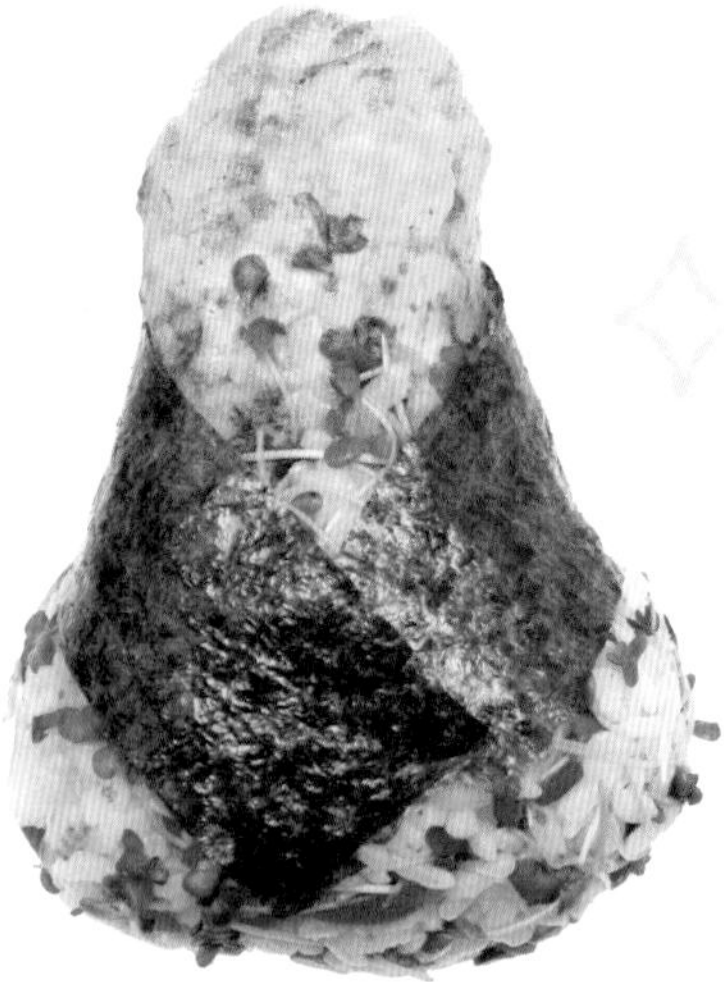

筋肉をキープしながらやせたい人のラクやせおにぎり❷

ささみピカタの カリカリ梅ごはんおにぎり

作り方

1. 鶏ささみは筋を取り、塩、こしょうをまぶし、薄く小麦粉(分量外)をはたきつける。
2. ボウルに卵を割りほぐし、粉チーズ、パセリのみじん切り、塩、こしょうを入れてよくまぜ❶にからめたら、オリーブオイルを熱したフライパンに入れて、弱めの中火で火が通るまで両面を焼く。
3. ごはんに種を取って刻んだ小梅とブロッコリースプラウトを加えてさっくりとまぜ、❷でできたピカタを中心に立てておにぎり状に握り、同様にもう1つ作り、好みでのりを巻く。

食べ方のポイント

トレーニングによる体の酸化から守るビタミンA、C、Eが摂れるような副菜との組み合わせがおすすめ。アボカドとケールのサラダや、キャロットラペ、パプリカのソテーやブロッコリーのごま和えなど、カラフル野菜を選ぶと◎。

材料 おにぎり2個分

- ごはん…200g
- 鶏ささみ…2本
- 塩・こしょう…少々
- 卵…1個
- 粉チーズ…大さじ3
- パセリのみじん切り…大さじ2
- 小梅…3～4個
- ブロッコリースプラウト…1パック(20g)
- オリーブオイル…大さじ1／2
- 焼きのり…適宜

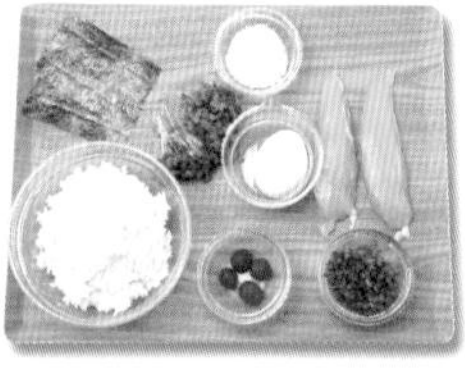

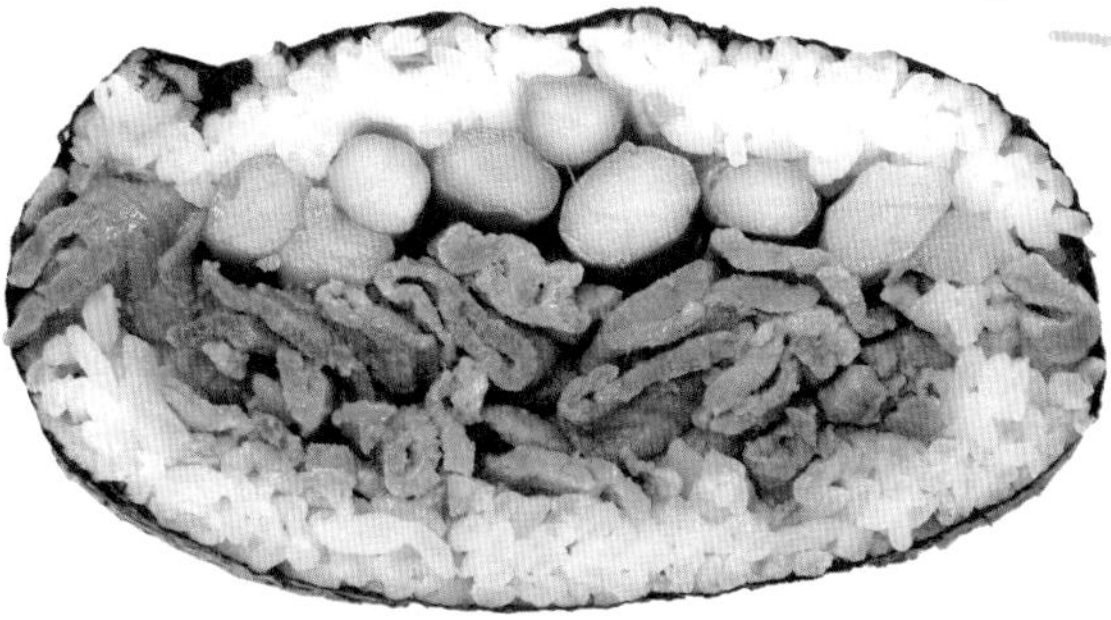

疲れをとりたい人のラクやせおにぎり❶

豚の生姜焼き、アスパラ、紅しょうがのおにぎらず

作り方

1. アスパラガスは下半分をピーラーでむき、2〜3等分に切ってさっとゆでる。
2. フライパンにごま油を熱して、豚肉をほぐしながら焼き、おろししょうが、しょうゆ、みりんを加え、汁気がからむまで焼く。
3. 紅しょうがを刻んでごはんにさっくりとまぜ、ラップの上にのりを置いてごはんの半量を広げて乗せる。その上にアスパラガスと❷を広げ乗せ、残ったごはんを広げ乗せたら、のりをラップごと包んで形を整え半分に切る。

食べ方のポイント

豚肉でビタミンB群、アスパラガスでアスパラギン酸がとれるスペシャルおにぎり。酢と糖質を一緒にとるとグリコーゲンを補給でき、疲労回復できるので、サンラータンなど酢を使ったスープを組み合わせるのが◎。

材料 おにぎり1個分

- ごはん…160g
- 紅しょうが…20g
- アスパラガス…2〜3本
- 焼きのり…全形1枚

しょうが焼き

- 豚こま切れ肉(できればもも赤身のものを使用)…120g
- おろししょうが…小さじ1
- しょうゆ…大さじ1
- みりん…大さじ1／2
- ごま油…小さじ1

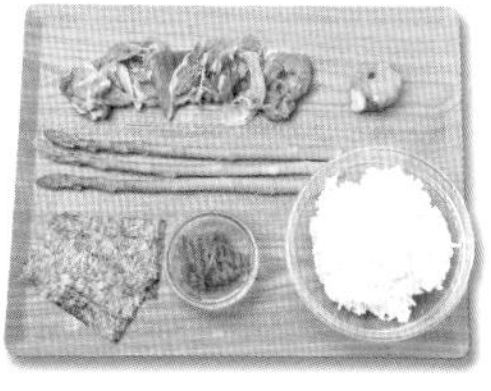

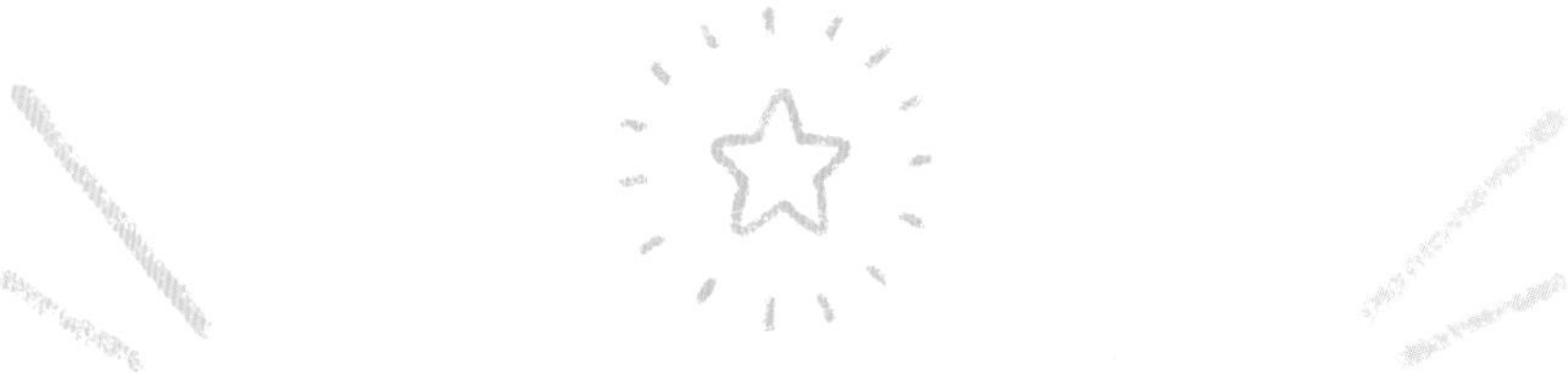

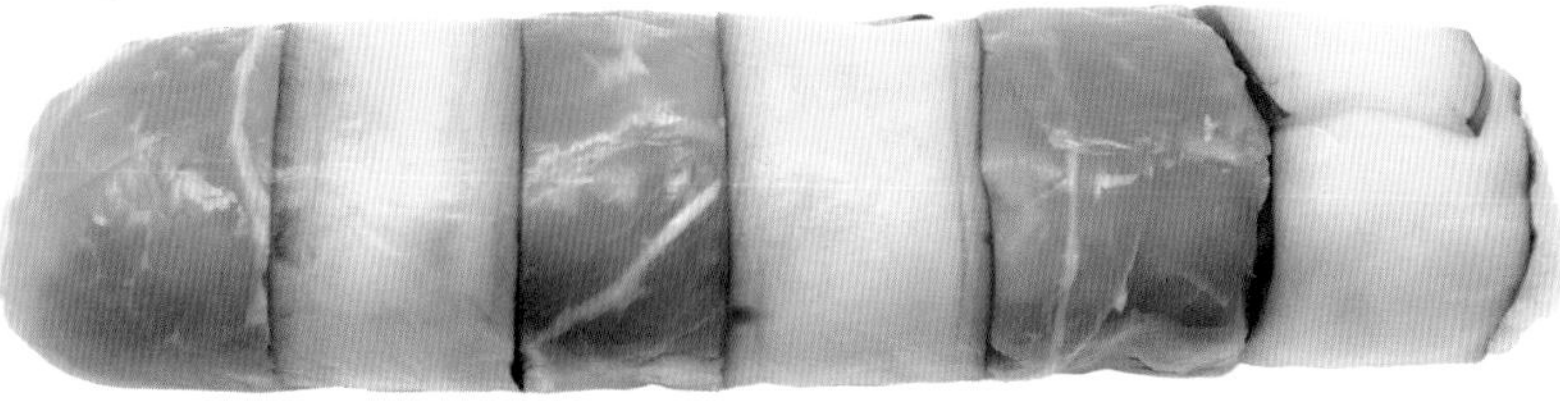

疲れをとりたい人のラクやせおにぎり❷

生ハムとオリーブ、ズッキーニのスティックおにぎり

作り方

❶ ズッキーニはピーラーで縦薄切りにして、さっとゆでて水気をきる。

❷ グリーンオリーブは粗く刻み、雑穀ごはんに加えてこしょうをまぶしてさっくりとまぜ、100gずつラップでスティック状に成型する。

❸ 別のラップに生ハムと❶を交互に並べ、同様にもう1つ作り、それぞれに❷を乗せ、ラップで包んで棒状に握る。

食べ方のポイント

ハムには、糖質の代謝を促し疲労改善効果のあるビタミンB群が豊富に含まれます。おつまみ感覚で食べられるので、野菜を煮込んだラタトゥイユや具だくさん野菜スープなどを組み合わせましょう。スムージーとも相性が良いです。

材料 おにぎり2個分

- 雑穀ごはん…200g
- 粗びき黒こしょう…少々
- ズッキーニ…1／4本
- グリーンオリーブ…4個
- 生ハム…4枚

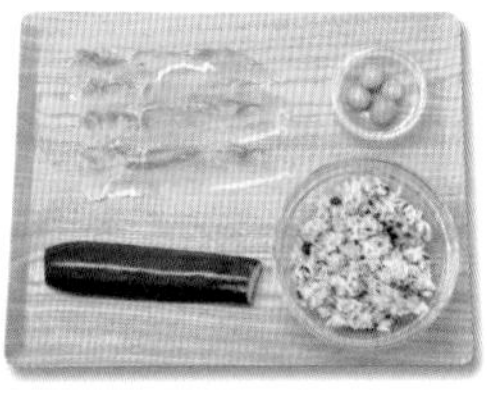

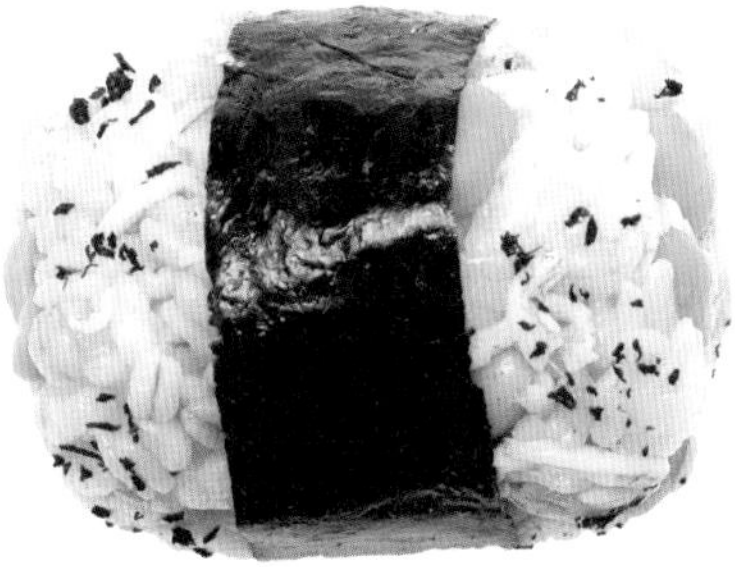

美肌をキープしたい人のラクやせおにぎり❶

枝豆としらす、ゆかりの俵おにぎり

作り方

1. もち麦ごはんにゆかりを加えてまぜ、なじんだら、枝豆としらすを加えてさっくりとまぜる。
2. ラップに❶の半量を乗せ、俵型に握り、好みでのりを巻く。残りの半量で同様にもう1つ作る。

食べ方のポイント

枝豆のビタミンB1やオルニチンが、代謝を高めて体の内側からキレイづくり、美肌づくりをサポート。しらすには日ごろ不足しがちなDHAなどの栄養素も含まれ、カルシウムも補給できます。豆腐サラダやズンドゥブなどと組み合わせて。

材料 おにぎり2個分

- もち麦ごはん…200g
- しらす干し…30g
- 焼きのり…適宜
- 枝豆(むきみ)…20g
- ゆかり…小さじ1強

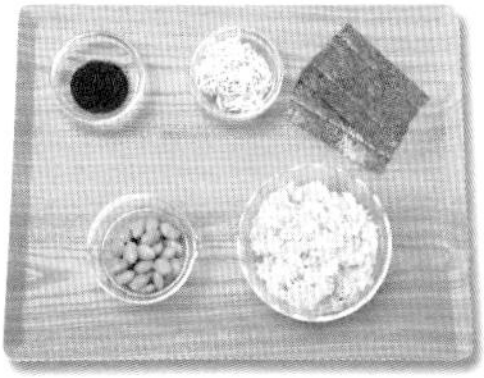

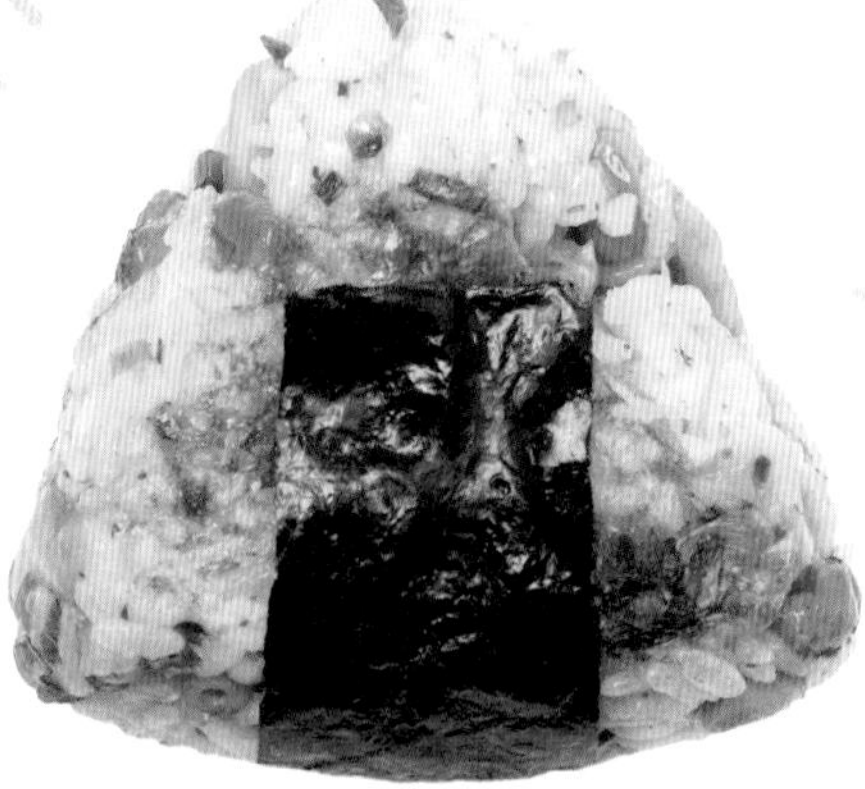

美肌をキープしたい人のラクやせおにぎり②

納豆キムチとチーズの発酵スペシャル焼きおにぎり

作り方

1. キムチは汁気を軽く切って粗く刻む。万能ねぎは小口切りにする。
2. ごはんに①と納豆、チーズを加えてさっくりとまぜて、半量をラップにとって三角形に握り、残りの半量でもう1つ作る。
3. フッ素樹脂加工のフライパンにごま油を薄く熱し、②を並べ、表面にしょうゆを薄く塗って、両面をこんがりと焼き、好みでのりを巻く。

食べ方のポイント

植物性乳酸菌と動物性乳酸菌の両方がとれる発酵食材たっぷりのおにぎり。腸内環境が刺激され、細菌バランスが良好に。つけあわせには、青菜のナムルやゴーヤチャンプルーなど、色の濃い野菜が入った料理を選んで。

材料 おにぎり2個分

- ごはん…200g
- 白菜キムチ…40g
- 万能ねぎ…2～3本
- しょうゆ…適量
- 納豆…小1パック(40g)
- ピザ用チーズ…15g
- ごま油…小さじ1
- 焼きのり…適宜

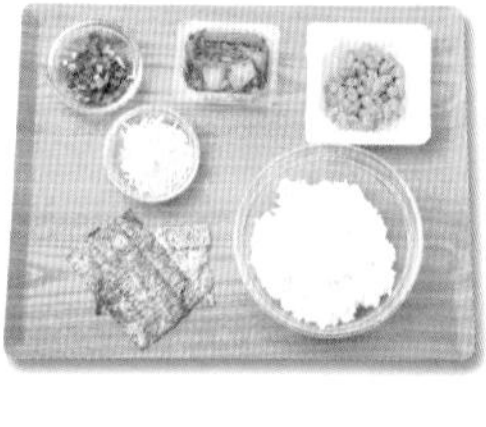

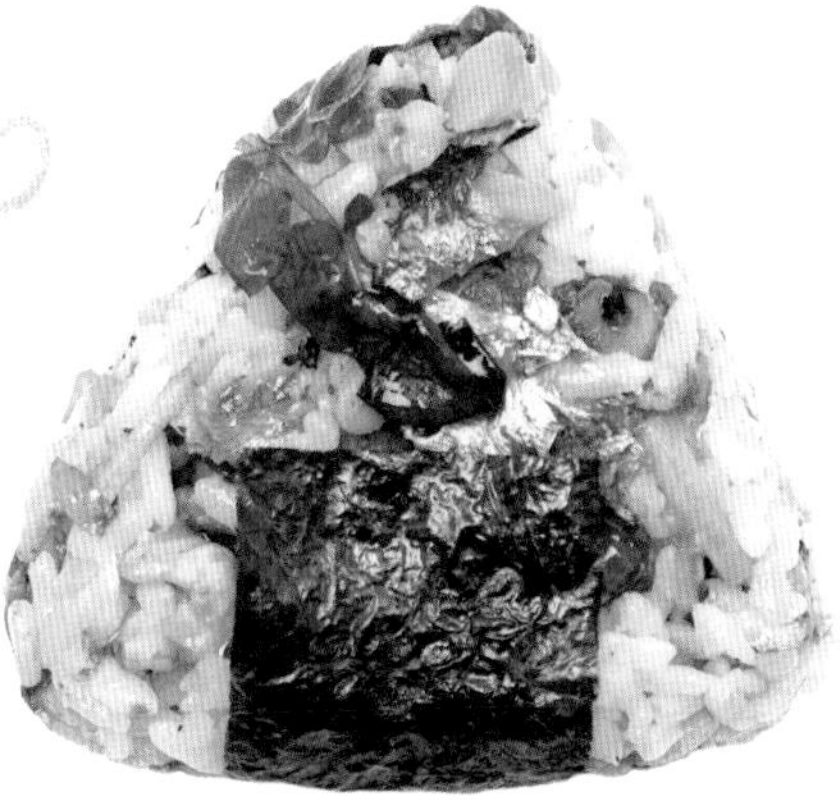

美肌をキープしたい人のラクやせおにぎり③

オイルサーディンとクレソン、クルミのおにぎり

作り方

1. クルミは粗く刻み、クレソンは茎を取ってざく切りにする。オイルサーディンは軽く油をきり粗くほぐす。
2. ボウルに温かい発芽玄米ごはんを入れ昆布茶を加えてよくまぜ、オイルサーディンとしょうゆ、クルミを加えてさっくりとまぜ、最後にクレソンを加えてまぜる。
3. ②を二等分に分けて、それぞれラップで包んで三角形に握り、好みでのりを巻く。

食べ方のポイント

クルミのビタミンEはシワ予防効果があります。オイルサーディンやクルミのオメガ3脂肪酸は、欠乏すると皮膚トラブルも。パプリカのサラダと食べると、βカロテンやビタミンE、Cなど肌に良い栄養素の吸収を高めます。

材料 おにぎり2個分

- 発芽玄米ごはん…200g
- クレソン…1束
- 昆布茶…小さじ1
- 焼きのり…適宜
- オイルサーディン…3〜4尾
- クルミ…10g
- しょうゆ…小さじ1

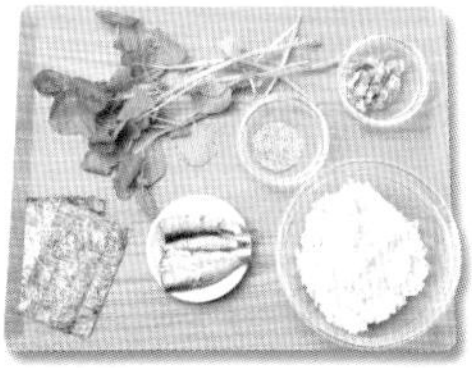

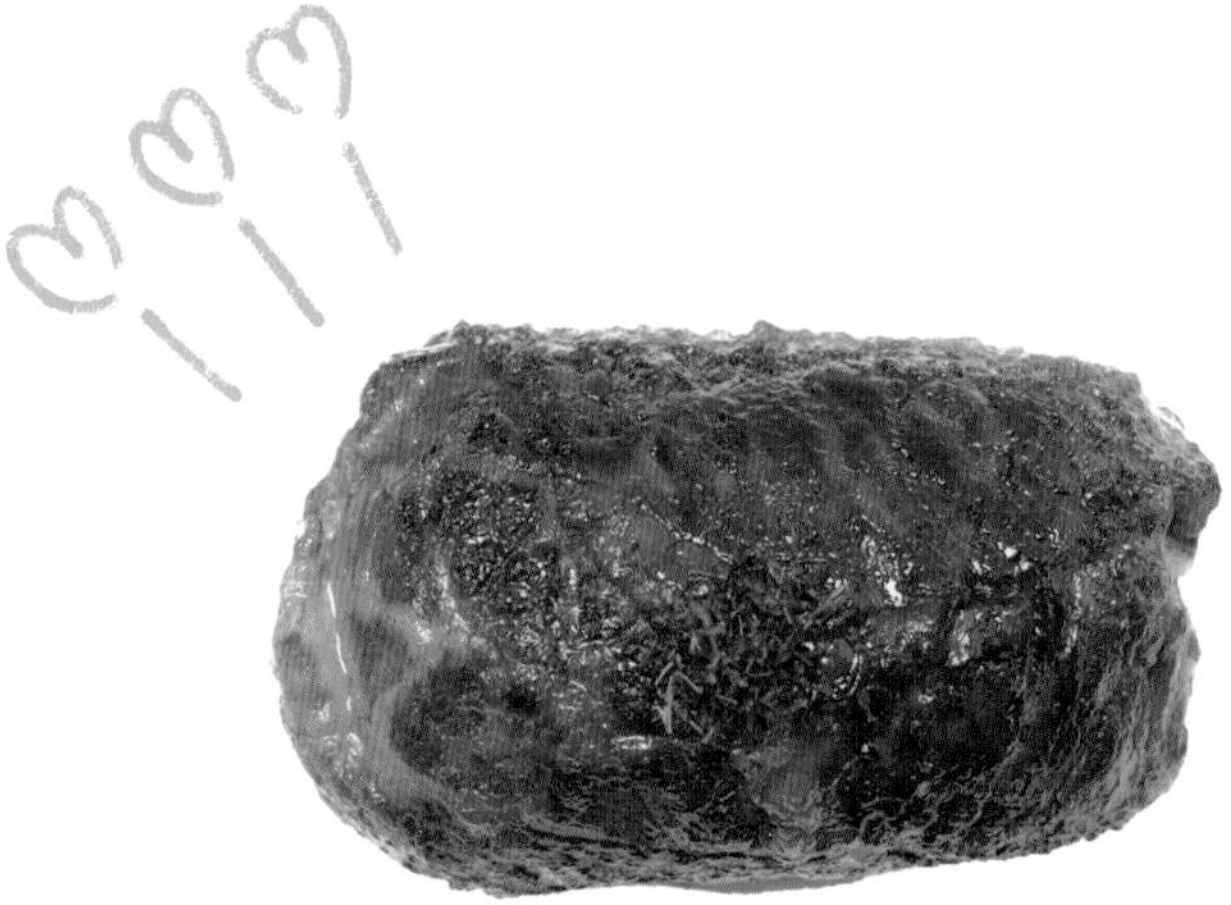

とにかく満腹感がほしい人のラクやせおにぎり❶

雑穀ごはんの 牛肉まき甘辛おにぎり

作り方

1. 雑穀ごはんに刻んだパクチーをまぜて等分に分け、俵型のおにぎりを2個作る。Aの調味料をまぜる。
2. 牛肉を1枚ずつ広げてそれぞれ❶を包み、表面に小麦粉(分量外)を薄くまぶす。フライパンにごま油を熱して転がしながら焼き、火を通す。
3. 全体に焼き色がついたら、Aのたれを回し入れ、照りが出るまで焼きからめる。好みで青のりを乗せる。

食べ方のポイント

牛肉はできるだけ赤身のももやランプなどを選び、カロリーを抑えて鉄や亜鉛、タンパク質などをしっかりとりましょう。つけあわせは噛み応えのある海藻と野菜がとれる昆布と根菜の煮物や、ひじきと五目煮が◎。

材料 おにぎり2個分

- 雑穀ごはん…140g
- 牛もも赤身薄切り肉(しゃぶしゃぶ用)…2枚(50g)
- パクチー…1枚(※苦手な場合は小葱の小口切りなど)
- ごま油…小さじ1
- 青のり…適宜
- A
  - しょうゆ・酒…各小さじ2
  - 砂糖…大さじ1／2

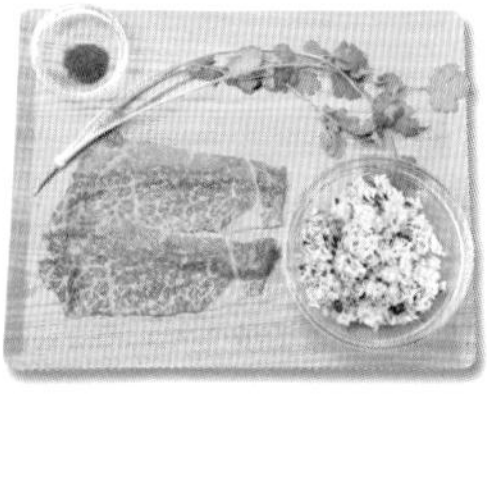

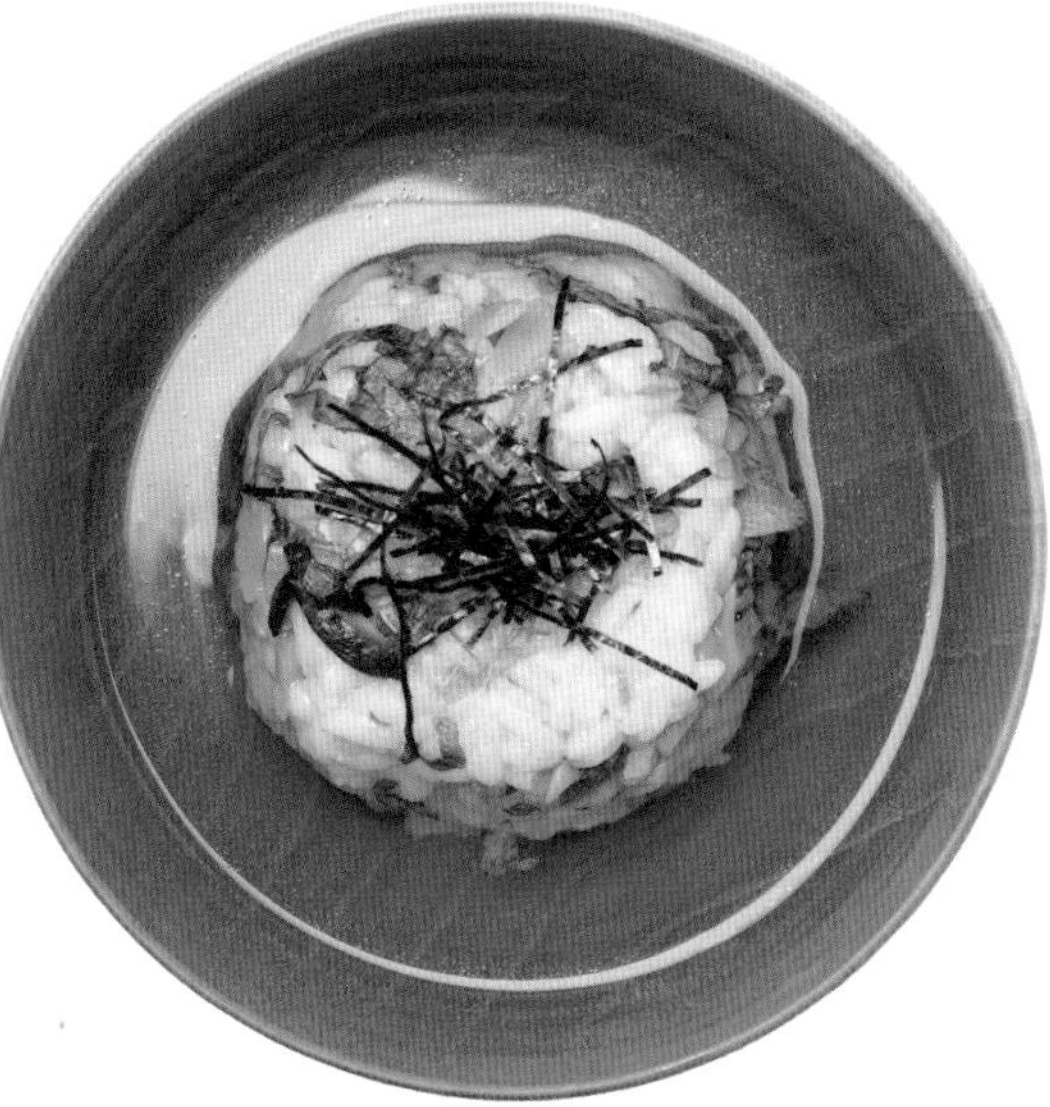

とにかく満腹感がほしい人のラクやせおにぎり❷

きのこみその焼きおにぎり茶漬け

作り方

1. もち麦ごはんにきのこみそと刻んだしその葉を加えてまぜ、ラップにとっておにぎりを2個作る。
2. ごま油を薄くひいたフッ素樹脂加工のフライパン(またはオーブンペーパーをフライパンの上に乗せ)に❶を並べ、両面がこんがり色づくまで焼く。
3. 器に入れ、温めただし汁を注ぎ入れ、好みで刻みのりを乗せる。

食べ方のポイント

きのこやもち麦には水溶性食物繊維が多く含まれるので、満腹感を得ながら腸内環境を整えられます。おにぎりにだし汁を注いでスープにすると、食べ応えのある一品に。タンパク質を補うバンバンジーや冷奴などを組み合わせて。

材料 おにぎり2個分

- もち麦ごはん…200g
- きのこみそ…大さじ3
- しその葉…6枚
- ごま油…小さじ1
- だし汁…200ml
- 刻みのり…適宜

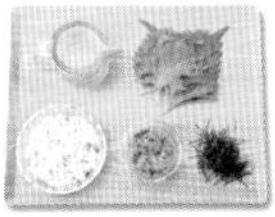

きのこみそのレシピ

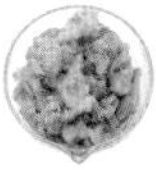

1. しいたけは半分に切ってから薄切りにし、まいたけは粗く刻む。
2. フライパンにごま油としょうがを入れて中火で熱し、香りが立ったら❶のきのこ類を入れて炒め、酒、砂糖、みそを加えて汁気がなくなりなじむまで炒めて火を止める(冷蔵庫で1週間保存可能)。

材料

- しいたけ…4枚
- まいたけ…1パック
- しょうが(みじん切り)…1かけ分
- みそ・酒…各大さじ2
- 砂糖…大さじ1・1／2
- ごま油…大さじ1／2

いっしょに食べて健康効果倍増！ごちそうスープレシピ

ラクやせおにぎりダイエットでは、おにぎり以外に、女性は３００キロカロリー分、男性は４００キロカロリー分おかずを食べることができるよう考えています。

ここでは、お米と味も栄養も相性ぴったり、豊富な栄養素を含んだ食材を使った、おにぎりのベストパートナーになる「ごちそうスープ」のレシピを紹介します。

ダイエットしているときに不足しがちな栄養素を効率的にとれるよう、大豆・小魚・きのこ類・発酵食品類を厳選し、たっぷり野菜を使ったレシピをご用意しました。どれもヘルシーでおいしいものばかりです。

また、「どうしても甘いものがほしい！」という人に向けて、最後に栄養満点のグリーンスムージーのレシピもご紹介しています。

ご自身の気分に合わせて、ぜひ有効活用してください。

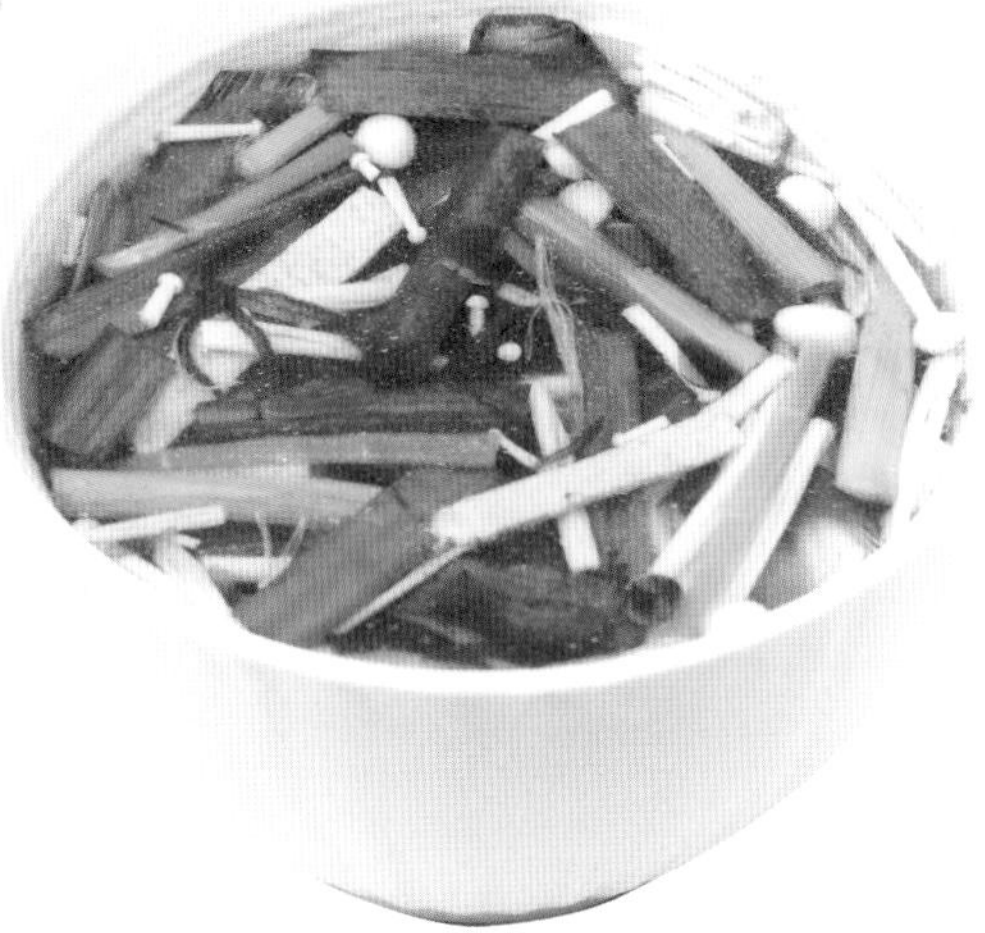

ラクやせおにぎりと合わせて栄養満点！

もずく酢サンラータン

作り方

1. えのき茸は長さを半分に切ってほぐし、にんじんはせん切り、ハムは細切りにする。ニラは4cmの長さに切る。
2. 鍋にごま油を入れて、にんじん、ニラ、えのき茸をさっと炒め、水3カップ、鶏がらスープの素を加える。煮立ったらハムを加え、ひと煮立ちしたら弱火にして塩、こしょうで味を調える。
3. もずく酢を加えてふつふつと煮立ってきたら火を止め、器に盛り、好みでラー油をたらす。

食べ方のポイント

もずくやえのき茸は水溶性食物繊維が多く、血糖値を上げにくくするため、おにぎりとの相性はパーフェクト！ハムの代わりにサラダチキンや豆腐にも変更可能です。溶き卵を回し入れてかき玉風に作れば、ボリュームアップの一品に。

材料 2人分

- ハム…4枚
- えのき茸…1／2袋
- ニラ…1／3束
- にんじん…1／3本
- ごま油…大さじ1／2
- 水…2カップ
- 鶏がらスープの素…小さじ1
- 塩・こしょう…少々
- もずく酢（味付け・市販）…大1パック（80g）
- ラー油…適宜

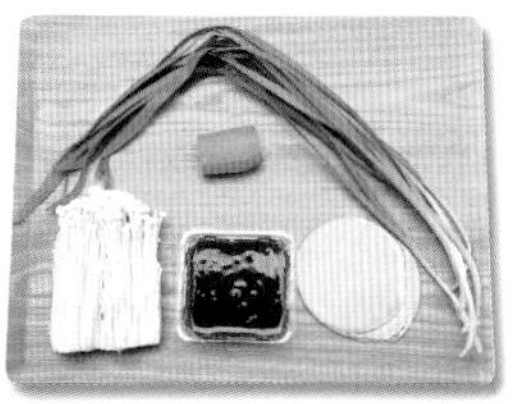

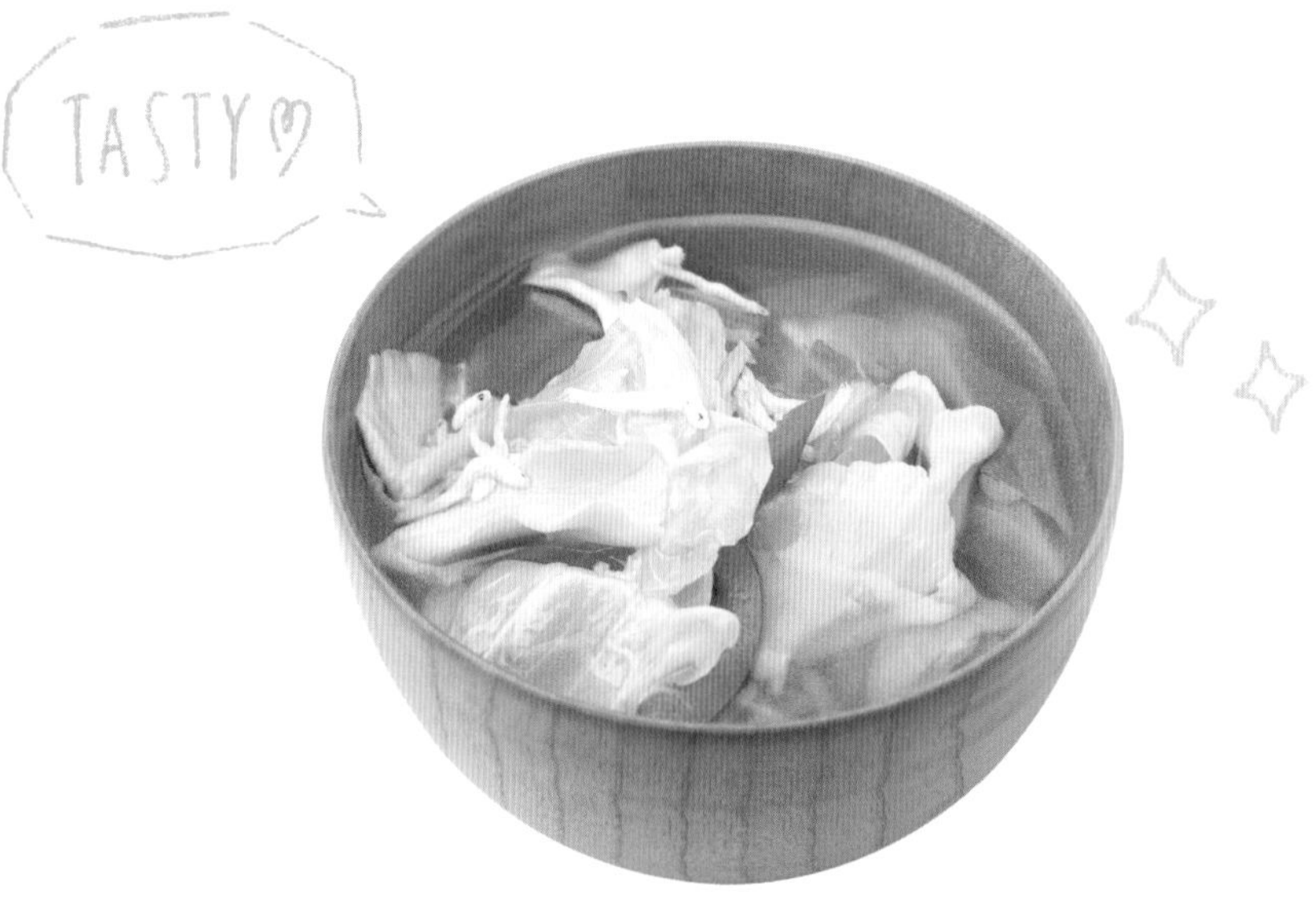

タンパク質たっぷりのおにぎりと相性◎

じゃこ野菜炒めスープ

作り方

1. キャベツはひと口大のざく切りに、赤パプリカは薄切り、まいたけは小房にほぐす。
2. 鍋にごま油をひき中火で熱し、ちりめんじゃこを入れて炒め、香りが立ったらまいたけと赤パプリカを加えてさっと炒める。つやが出たらだしを注ぎ入れる。
3. 煮立ったらキャベツを加えて火が通るまで煮て、塩、こしょう、しょうゆで味を調え、ひと煮立ちしたら器に盛る。

食べ方のポイント

ちりめんじゃこから旨味が出て、だし代わりになります。スープは野菜たっぷりを意識して作ると、不足した食物繊維やビタミンなどが補えます。組み合わせるおにぎりはタンパク質が豊富な食材がたっぷり入ったものを選んで。

材料 2人分

- ちりめんじゃこ…15g
- 赤パプリカ…1／3個
- ごま油…大さじ1／2
- 塩・こしょう…少々
- キャベツ…2枚
- まいたけ…1／2パック
- だし汁…2カップ
- しょうゆ…小さじ1

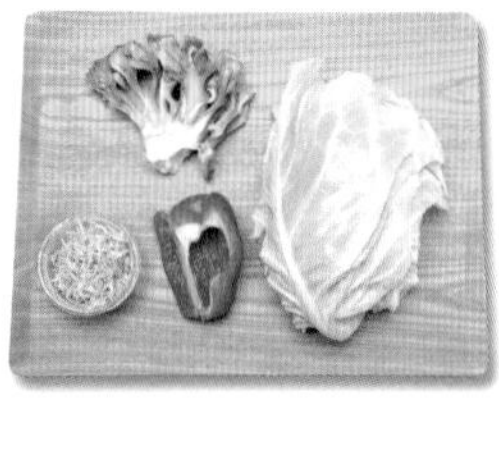

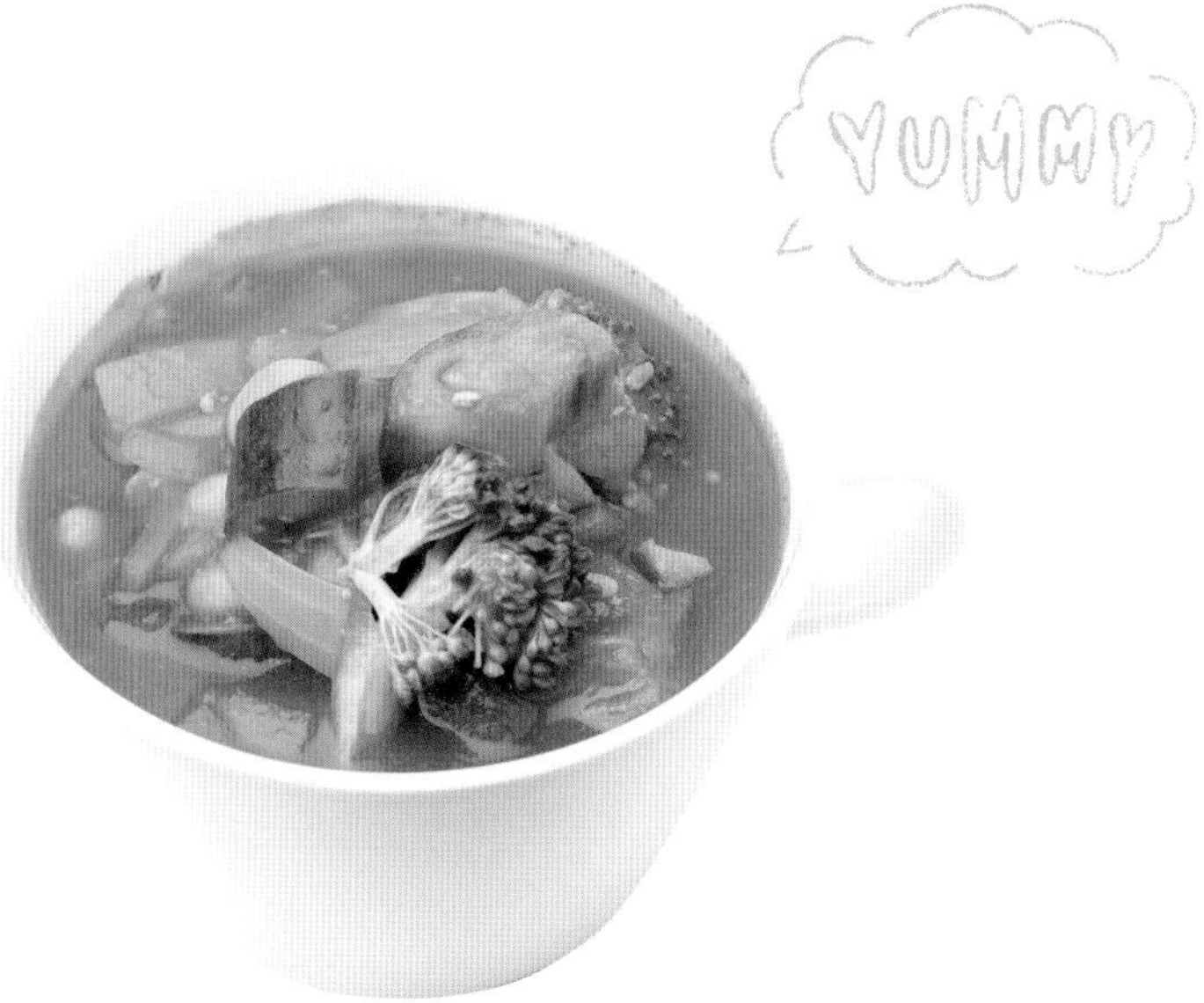

美肌&アンチエイジングに効果バツグン！

簡単ミネストローネ風スープ

作り方

1. 玉ねぎとナスは1cm角に切り、ブロッコリーは小さめの小房に分ける。マッシュルームは薄切りにする。
2. フライパンにオリーブオイルと玉ねぎを入れて炒め、玉ねぎが透き通ったら大豆とナス、マッシュルームを加えて炒める。
3. 水を注ぎ入れてフタをし、弱めの中火で5分ほど煮る。ブロッコリーとトマトジュースを加え、みそも加えてさらに4～5分煮る。

食べ方のポイント

トマトジュースは加熱し、油と一緒にとると、美肌効果がアップ。ナスやブロッコリーなど抗酸化食材がたっぷりなので、酸化した体のメンテナンスにも。具だくさんスープなのでおにぎりはあっさりしたお好みのものを選んでOK。

材料 2人分

- 大豆（水煮）…80g
- ナス…小1本
- マッシュルーム…3個
- トマトジュース…150ml
- みそ…小さじ4
- 玉ねぎ…1／6個
- ブロッコリー…1／4個
- オリーブオイル…大さじ1／2
- 水…1、1／4カップ

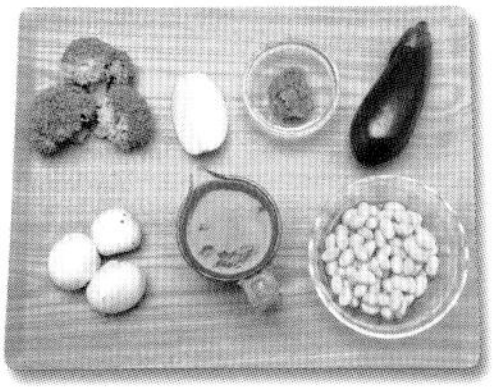

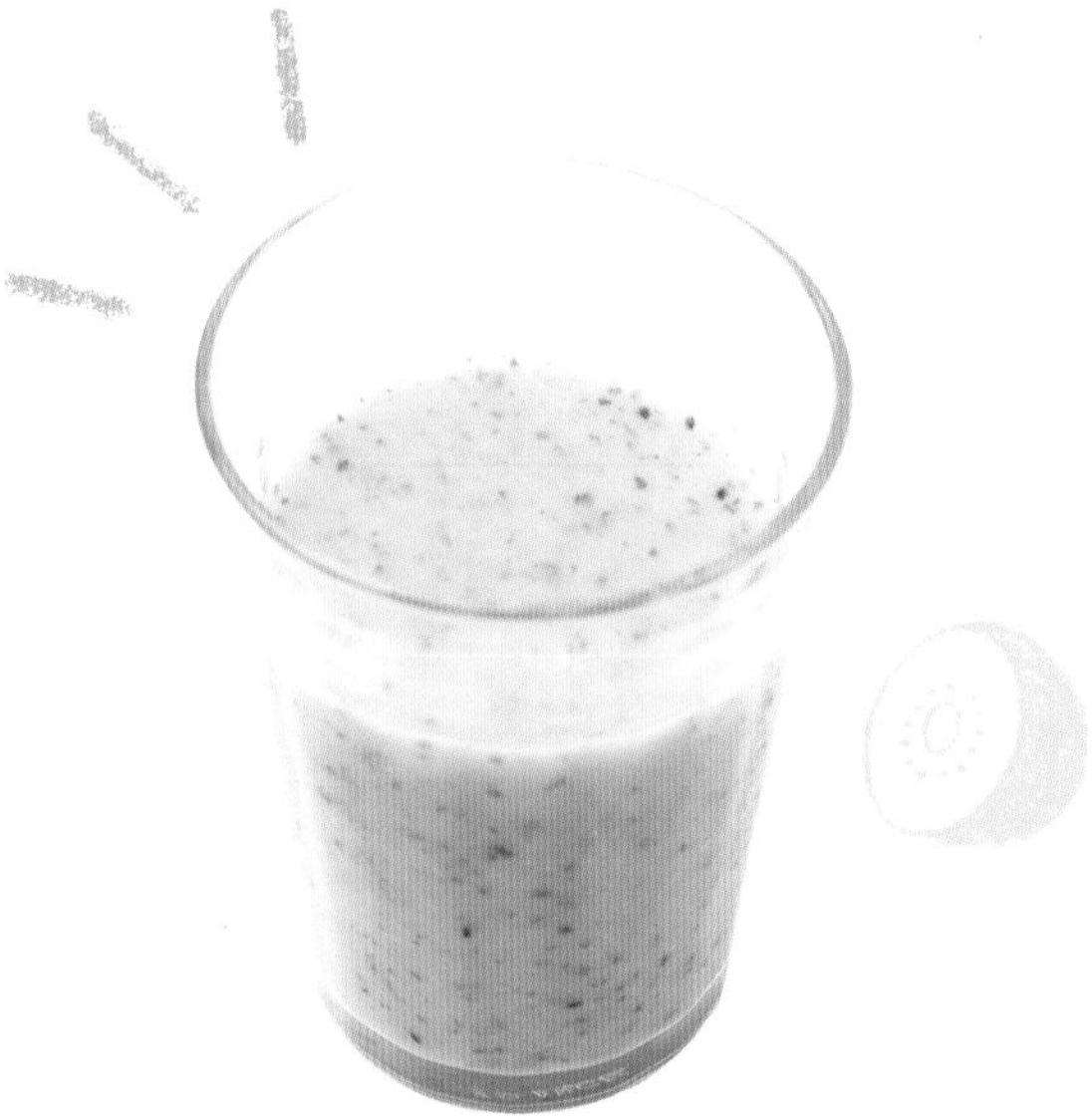

スムージーレシピ

「やせたいけど食べたい」そんな日におすすめ！

発酵グリーンスムージー

作り方

1. 小松菜はざく切りに、キウイはひと口大に切る。
2. ミキサーにヨーグルト、甘酒、水とともに1を入れて、すべてがなめらかになるように攪拌《かくはん》する。

食べ方のポイント

糖質をとりすぎないように、果物は少なめに、キウイや柑橘類などを選ぶのがおすすめ。ヨーグルトや甘酒など発酵食品もたっぷりで、お腹の調子が整います。おやつ代わり、朝食代わりにとって、賢くダイエットしましょう。

材料 2人分

- 小松菜…1〜2株(30g)
- キウイ…1個
- ヨーグルト…1／4カップ
- 甘酒…1／2カップ
- 水…1／4カップ

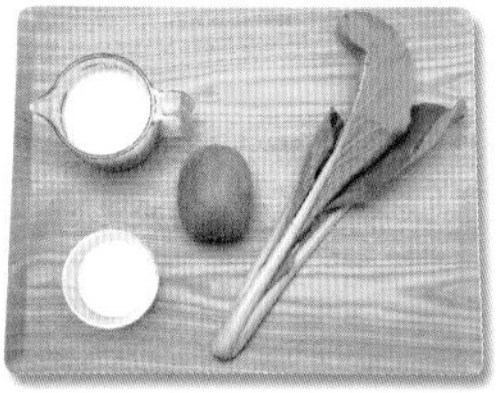

好みのお米が見つかる!

お米の食味チャート

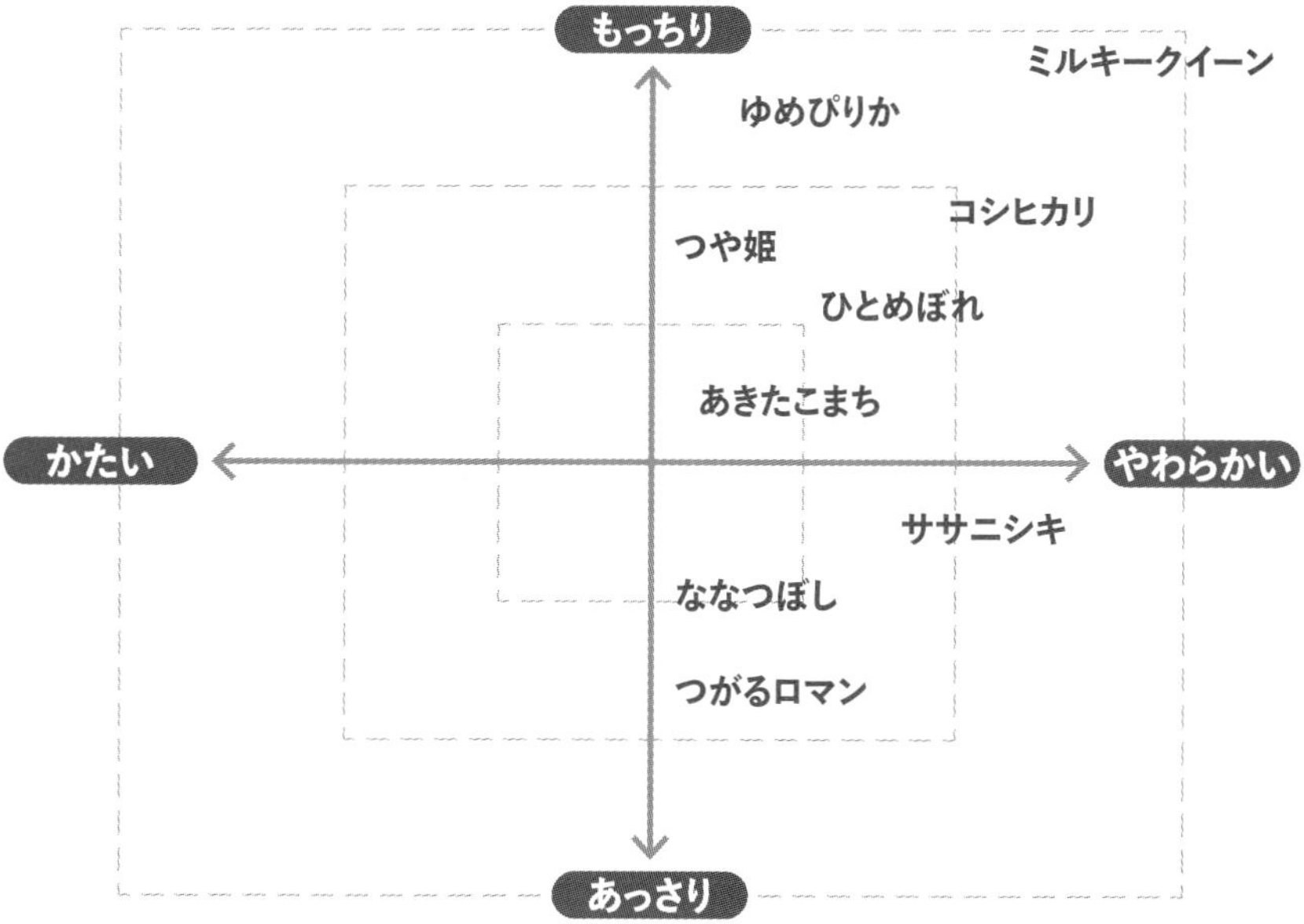

おにぎりに合うお米ベスト3

1位　ひとめぼれ　2位　コシヒカリ　3位　つや姫

朝にオススメのお米

朝にぴったりなのは、甘味と旨味があり、どんな食材にも合う食べやすいお米。

1位　ひとめぼれ
2位　つや姫
3位　あきたこまち

昼におすすめのお米

午後の活力を上げるには、朝のお米よりも腹持ちのよい甘めで濃い味の料理に合うお米。

1位　コシヒカリ
2位　ゆめぴりか
3位　ミルキークイーン

夜におすすめのお米

食材の味を活かすアッサリしてお腹がもたれないお米。

1位　ササニシキ
2位　ななつぼし
3位　つがるロマン

column おいしいおにぎりを作るお米の炊き方のコツ

お米は2～3分以内に研いで、水に浸すのがおすすめ。研ぐときはお湯ではなく、水で研ぎましょう。研ぐときにザルを使うのはNGです。ザルを使うのはお米の水を切るときだけです。

また、ザルにお米をあげたままにしておくとお米が割れておいしく炊けないので、水を切ったらすぐに炊飯器の中に入れて、天然水または蒸留水に浸してください。

お米を炊くときの水加減の基本は、お米1合（150g）に200mlの水（天然水又は蒸留水）です。おにぎり用のお米を炊く場合は、ここから5%ぐらい水の量を減らした190mlが基本です。

季節によってお米に含まれる水分量が微妙に違うので、季節によって変えていただくと、よりおいしいおにぎり用のご飯ができあがります。

新米は1合に対して水を185～190mlぐらい、12月末~3月初旬まではお米が乾燥するので200mlぐらい、梅雨どき以降はお米の粒がしっかりしてくるので200mlぐらい加水し、浸水時間も長めにするといいでしょう。

それ以外の季節はお米に合わせて水の量を調節してください。

第4章

一生太らない！
食事とトレーニングのコツ

体重は右肩下がりに順調に落ちていかない

ダイエットを始めると、努力に比例して毎日右肩下がりに順調に体重が落ちていくと思いがちです。

ところが、実際はうまくいかないことも少なくありません。

基本的には、摂取エネルギーより消費エネルギーが上回ればやせていきますが、**身体の中の水分の代謝や、消化の状態によって、体重が増えることがよくあります**。日々の活動量（消費エネルギー）によっても、減り方は変わってきます。

特に女性はホルモンバランスの影響を受けるので、体重が減りやすい時期があったり、逆に増えやすい時期があったりします。便秘やむくみによっても体重は変化します。

ラクやせおにぎりダイエットでの体重の量り方

おにぎりダイエットは、

毎日数10〜300gくらいずつ

体重が減少していきます。

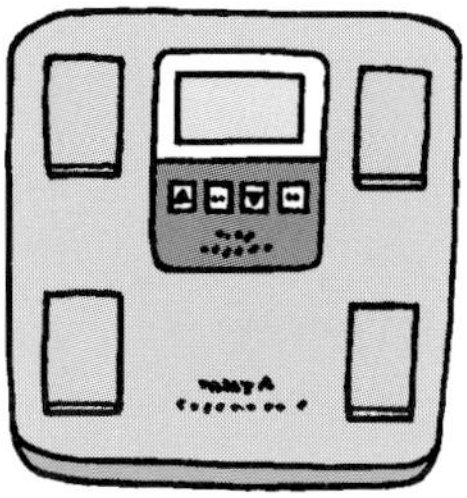

体重を量るタイミング

毎朝1回、トイレ後

体重の量り方のポイント

- **できるだけ裸か下着をつけた状態で量る**

服を着たまま量る場合は、毎日同じ重さの服を着て体重を量る。

- **堅い床の上で量る**

じゅうたんなどやわらかい素材の上で量ると、正確な数字を把握できなくなるので注意！

- **記録する（写真でもOK）**

食事のメニューとあわせて記録しておくと、ふり返ることができる。ダイエットがうまくいかないときの原因を見つけるのにも役立つ。

また、もともとの体重や食習慣によっても、減り方には違いがあります。標準体重を大きく上回っている方と、やせたいと思っているけれど標準体重を超えていない方とでは、体重の減り方は違います。

脂っこい高カロリーなものや甘いものを食べるのが習慣になっていた方、あまり噛まず、食べるスピードが速かった方は、おにぎりダイエットの効果を感じやすいかもしれません。


体重の変化を見るポイントは、**1週間の中で一番低かった体重の数字を比べること**。毎日の体重の増減に一喜一憂せずに、1週間単位で比べましょう。

摂取エネルギーをしっかりコントロールしていれば1週間で体重は落ちていくことがほとんど。思うように減らないからといって、食べる量を極端に減らしすぎないようにしましょう。無理な制限はリバウンドのもとです。

まずは、体重は右肩下がりに順調に落ちていかないという事実を理解したうえで、ダイエットをスタートさせましょう。

男女で違う！ダイエットを始めるタイミング

ラクやせおにぎりダイエットに限らず、女性がダイエットを始めるタイミングは一般的には、**生理直後がベスト**といわれています。

その理由は、ホルモンバランスにあります。

女性ホルモンには「エストロゲン」と「プロゲステロン」という2種類があり、分泌量は周期的に変化します。

それぞれのホルモンの分泌量が、女性の体重変化にも深く関係しています。

エストロゲンには、脂質代謝を上げて内臓脂肪を減少させる効果や、満腹中枢を刺激して食欲を抑制するなどダイエット効果があります。

エストロゲンの分泌は、**生理後から増え始め、排卵前がピーク**となります。気持ちも安定するので、チャレンジするのに向いている時期なのです。

一方、プロゲステロンの分泌が増えると、情緒不安定になりイライラしやすくなります。食欲も増し、妊娠に備えて体内に脂肪や水分をため込む力が強くなります。

プロゲステロンの分泌は**排卵後に増え始め、生理前にピーク**を迎えます。

生理前は、ホルモンの影響で体重が増えやすく、身体がだるくなったり、便通も悪くなりやすい時期です。そのタイミングでダイエットを始めてしまうと、うまくいかずにやる気をなくしてしまう可能性があります。生理前は本来は栄養を蓄えるべき時期ですから、無理をせずリラックスして過ごしましょう。

不安定な生理前にダイエットを始めるのは控え、生理後から排卵までの時期にダイエットを始めることをおすすめします。

●男性のダイエットを始めるタイミング

男性の場合は、女性と違い生理などのホルモンバランスが大きく崩れる周期がありません。ダイエットを始めるタイミングは「やろうと思ったとき」です！（「いつや

るの？　今でしょ」です）

しいて言うなら、**予定している飲み会などのあと、健康診断の結果が出たあと**から始めるのがいいでしょう。

ラクやせおにぎりダイエットは極端に体重を落とすダイエット方法ではないので、1週間で0・5〜1キログラム落ちれば順調。飲み会の前にダイエットを始めると、飲み会後で体重が増えやすいので、モチベーションが下がってしまいます。

新たな気持ちでダイエットを始められるタイミングを選ぶのがいいでしょう。

また、**メンタルの状態が悪いときはダイエットを始めないことも大切**です。**これは男女共通**です。メンタルの状態が体重の変化にかなり影響するからです。

ストレスを感じているときや、自律神経が乱れてよく眠れないときにダイエットを始めても、なかなか理想の結果にならない場合が多いのです。

そんなときはあまり体重を気にしないで、まずはストレスの根本をできる限りなくし、落ち着いてからダイエットを始めましょう。

お酒を飲みたいとき、甘いものを食べたいときの必殺技

晩酌をしたり、コーヒーや紅茶に砂糖を入れたり、甘い清涼飲料水を飲んだりする習慣がついている方がいらっしゃるかもしれません。

しかし、基本的にはダイエットプログラム中の21日間は、お酒や甘いものを避けるほうがダイエットの成功率が高くなります。なぜなら、**お酒も砂糖も食欲を増進させる性質があるから**です。

お酒を飲むと、脳が麻痺して理性による抑制が働かず、つい食べすぎてしまったり、「今日はもうダイエットはいいや」とドカ食いをしてしまう場合が多いです。

皆さんも思い当たる節はあるのではないでしょうか？

また、砂糖や、清涼飲料水に含まれている果糖ブドウ糖液糖なども食欲を増進させる

作用があります。

甘いものをとると一時的に満足感を得ることができますが、少したつと、それ以上にまた食べたい気持ちが強くなってしまい、その結果「我慢できない！」とドカ食いに走ってしまいがちです。

「カロリーゼロ」「カロリーオフ」をうたった飲料水は人工甘味料が使われている場合が多く、この強い甘みに慣れると、少しの甘みでは満足できなくなってしまいます。

●我慢を減らしてやせるちょっとしたコツ

とはいえ、21日間まったくお酒や砂糖をとれないと思うとストレスになってしまい、ダイエットのモチベーションが薄れてきてしまう方もいるでしょう。

そんな方は、まず**代用品を試してください**。

たとえば、ビールをよく飲む方は**ノンアルコールビール**にしてみる。あるいは、**炭酸水**もおすすめです。炭酸水でりんご酢のような**果実酢**（砂糖やブドウ糖を添加していないもの）を割って飲んだり、レモンやライムを絞るのもいいですね。変えてみると、思った以上に満足度が高いでしょう。

パーソナルトレーニングに来られる方に、仕事のストレスで晩酌はやめられないとのことで代替案をご紹介したところ、「思っていた以上に飲んだ感がある」「今までビールをムダに飲んでいたかも」などと感想をもらうことがありました。

実はなんとなく晩酌が習慣化しているだけかもしれません。この機会にぜひお酒の誘惑を断ち切ってみてください。

砂糖の代用品としては、砂糖よりも血糖値が上がりにくい**はちみつ**を少量使うのも良い方法です。

甘い飲み物を飲みたいときは**フレーバーティー**や、**ハーブティー**に変えてみるのもおすすめです。

砂糖を入れなくても、甘い香りで満足できることもあります。

ハーブティーにはいろいろな種類があり、香りだけでなく、気分を変える効果もあります。イライラを鎮めてリラックスさせてくれるカモミールティーや、リフレッシュ効果のあるミントティーなどは、専門店でなくても手に入りやすいです。目的別にブレンドされたものも増えているので、ぜひ活用してみてください。

また、80ページで紹介している**グリーンスムージー**もおすすめです。果物に含まれる果糖もとりすぎはおすすめしませんが、自然な甘さが楽しめるので、適度に取り入れてみてください。

今後永久にお酒も甘いものもダメ、などとは言いません。

まずは21日間、チャレンジしてみませんか？

やってみると、ふだん食べているもの、飲んでいるものが、本当は「どうしても必要なもの」ではなかったことに気づくはずです。

外食をする場合の対処法

ラクやせおにぎりダイエットは21日間と期間を設定しているので、できるだけ外食を避けていただくのが基本です。

しかし、仕事のお付き合いやママ友のお付き合いがあったり、外食をせざるを得ないときもあるでしょう。そんなときの対処法をお伝えします。

外食のときも、第1章でお話しした「4つのルール」にあるラクやせおにぎりの食べ方が基本になります。

やはり**主食はご飯**がおすすめです。**よく噛んで、できるだけゆっくりな食事**を心がけましょう。**1回に食べる量は多すぎないように**したいところです。

このダイエットの一番のポイントは摂取エネルギーを守ることなので、1日のめやすはできるだけ守るように、おにぎりの個数や副菜を調整してください。

最近は1食600キロカロリー（おにぎり3個分）前後くらいの、健康的なメニューがある健康志向のお店も見かけるので、うまく利用しましょう。

上限を超えてしまった場合や、超えそうな場合はできる限り当日か、遅くても次の日で調整してください。

ただし、油の多いこってりしたメニューはエネルギー過剰になりやすいので、ダイエット中は避けるのが無難です。

●お酒の席に出席する場合

コースディナーなど、あらかじめ決められたものを食べる場合があります。

1日の中で調整しきれない場合は、**翌日にかけて摂取エネルギーを調整**しましょう。

自分で食べるものを選べる場合や、居酒屋のコースメニュー程度であれば、お店で食べる直前に**おにぎりを1個食べてから参加する**方法をおすすめします。

「それだとカロリーを取りすぎてしまうのでは？」と思われたかもしれませんね。

実は空腹で飲み会に臨んでしまうほうが、カロリーを取りすぎてしまうのです。

飲み会に参加するときに、少しでも摂取カロリーを減らそうと、よくその日の食事を抑えて空きっ腹で飲み会に参加する方がいます。

しかし、これでは空腹感を強め、食べたい気持ちがMAXの状態になります。目の前にはダイエット中に我慢していた唐揚げやフライドポテト、脂肪たっぷりの焼き肉……。よっぽど強い意志がなければ我慢できません。さらにお酒を飲んで抑制が外れれば、一気に食べすぎてしまいます。

飲み会という〝戦場〟に入る前に、ある程度、空腹感を満たしておくことができれば、えだまめ、キムチやキュウリ、焼き魚、焼き鳥などの低カロリーの食事を冷静に選び、目標達成できるはずです。

ぜひ、飲み会前の「おにぎり戦法」を試してください。

●コンビニのおにぎりはどれを選べばいい？

お米や具材本来のおいしさを味わうには手作りがおすすめですが、忙しくて作る時間がないときなどは、コンビニのおにぎりを利用する場合もあるでしょう。

ダイエットをするときには、**高タンパク質、低脂質の具材**のおにぎりがおすすめです。コンビニのおにぎりを選ぶときも、本書で紹介している**鮭**、**たらこ（明太子）**をはじめ、**ちりめんじゃこ**、**とり五目**、**鶏そぼろ**などの筋肉を保つタンパク質が豊富なものを選ぶとよいでしょう。

また、腹持ちの良さでは、**食物繊維の豊富な玄米**や**もち麦入り**のおにぎりもダイエットの強い味方になります。

しばらくラクやせおにぎりダイエットを続けると、外食や飲み会の翌日に体が重かったり、「食べすぎたな」と感じるかもしれません。このダイエットには、「適量」を体得できるというメリットもあるのです。

適量の食事を体得しながら、誘惑に負けないようにうまく自分をコントロールして、ダイエット生活を乗り切ってください。

リバウンドを防ぐ毎日の小さな習慣

目標を達成したら、リバウンドせずにできるだけ体重をキープしていきたいものです。ダイエットは「いつまでに」「〇キロやせる」ということばかりが注目されがちですが、これは一時的な目標にすぎません。

健康的な体重を維持するうえで大切なのは、毎日の習慣です。地味であまり注目されませんが、実は毎日の小さな習慣の積み重ねが体重の変化に影響しているのです。

リバウンドを防ぐためにおすすめしている習慣の1つは、**ダイエット中の食事を写真に撮っておくこと**です。

21日間のプログラム終了後は、少しずつ食事量を増やして体重を維持できる食事内容を調整していくのですが、最初は意識していても、日がたつにつれてダイエット時に食べた量の感覚が薄れてしまいます。

毎日のダイエット中の食事を写真に撮っておけば、思い出すことができます。見返すことで、「ダイエットしよう！」と決めたときの気持ちも一緒によみがえります。


また、もう1つ身につけてほしいのは、**ダイエット後に起きた良い出来事や、ダイエットに成功したときのうれしかった感情を、日記や携帯のメモ帳に記録すること**です。

ダイエットに成功すると、今まではけなかったスカートがはけるようになったり、周りから「やせたね！」と褒められたり、うれしい出来事がたくさん起こります。どんな小さなことでも、そのうれしい出来事や気持ちは、忘れずに記録に残しておきましょう。

人は忘れやすい生き物です。日記やメモに残しておけば、「達成した！」「自分は変われる」という喜びが常によみがえります。その気持ちは、健康的な食生活を続けるための大きなモチベーションになるはずです。

やせ体質をつくるウォーキングエクササイズ

ラクやせおにぎりダイエットでは、おにぎりを食べると同時に、運動の習慣化もおすすめしています。

運動の習慣化に大切なのは、**生活のリズムを変えないとできないような大きなことをやらないこと**です。

おすすめは**ウォーキング**です。ウォーキングにはストレス発散効果や、脳内から分泌されるエンドルフィンの働きによって幸福感をもたらす効果もあり、気分がリフレッシュします。

いきなり朝1時間早く起きて運動したり、夜仕事から帰ってから着替えてジョギングしようと思ってもなかなか続かないので、出勤時に1駅前で降りて会社まで歩いたり、少し遠くのスーパーまで歩けば良い運動になります。

ウォーキングエクササイズ

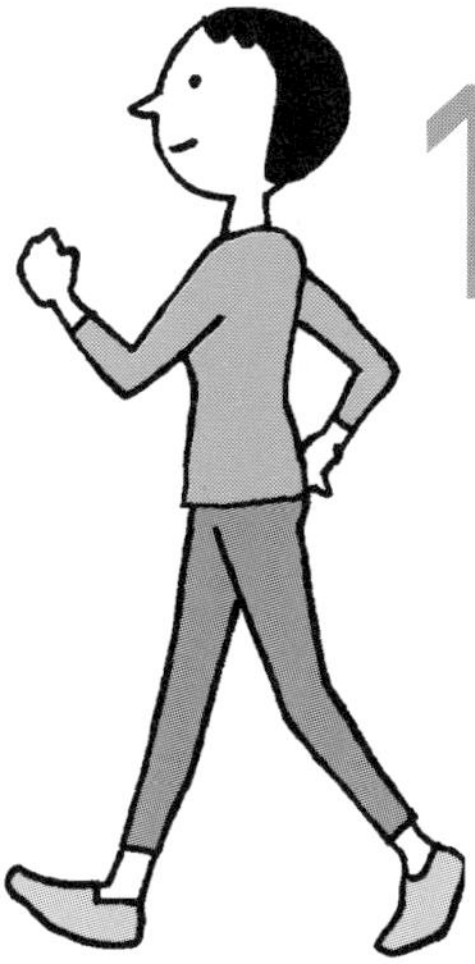

1

胸をしっかりと張って背筋を伸ばす。腹筋に力を入れて軽く引き締める。真上からひっぱられるようなイメージで姿勢を正して歩く。

2

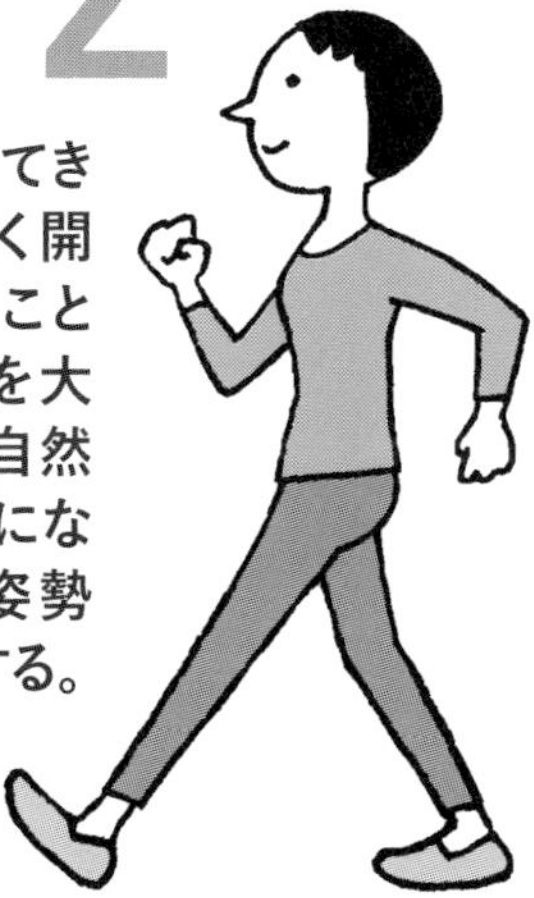

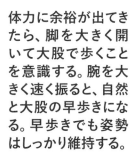

体力に余裕が出てきたら、脚を大きく開いて大股で歩くことを意識する。腕を大きく速く振ると、自然と大股の早歩きになる。早歩きでも姿勢はしっかり維持する。

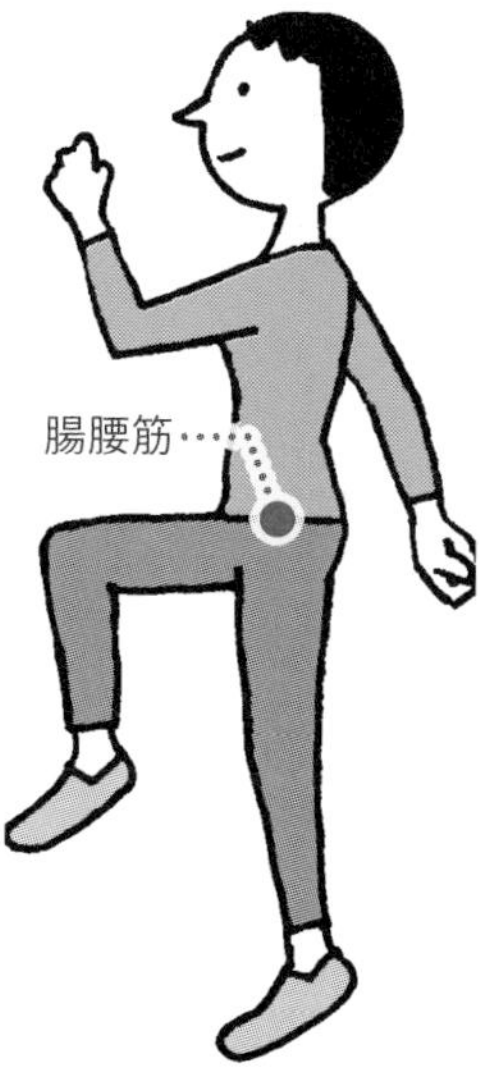

3

太ももを上げる意識で歩く。普段あまり使われない腸腰筋が鍛えられる。腸腰筋は上半身と下半身をつなぐ大切な筋肉で、鍛えると姿勢をキープし、下っ腹が出るのを防げる。

テレビを見ながら バランスボールエクササイズ

自宅で簡単に取り入れられるトレーニングとして、**バランスボール**もおすすめです。リビングに１つ置いておけばすぐにトレーニングができます。

といっても、むずかしい動きはしません。

今まで座っていたソファーやイスをバランスボールに変え、少しだけ動きを加える程度でＯＫです。

テレビを見ながらできる範囲の動きでも、充分に体幹を鍛える効果があります。

バランスボールはまったく運動をしていない方であればかなり腹筋と背筋を鍛えられますし、姿勢が悪い方は、背筋の矯正にも役立ちます。

バランスボールは１０００円程で買えるので、運動習慣を身につけるためにもリビングに１つ置いてみてはいかがでしょうか？

バランスボールエクササイズ

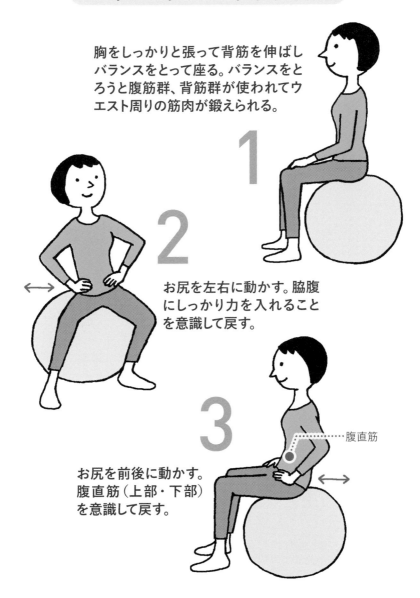

胸をしっかりと張って背筋を伸ばしバランスをとって座る。バランスをとろうと腹筋群、背筋群が使われてウエスト周りの筋肉が鍛えられる。

1

2

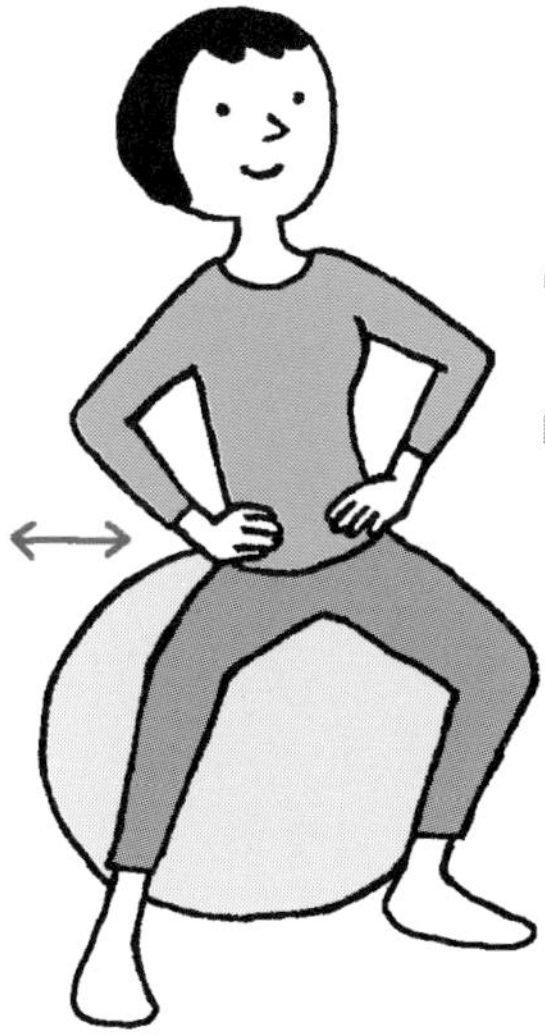

お尻を左右に動かす。脇腹にしっかり力を入れることを意識して戻す。

3

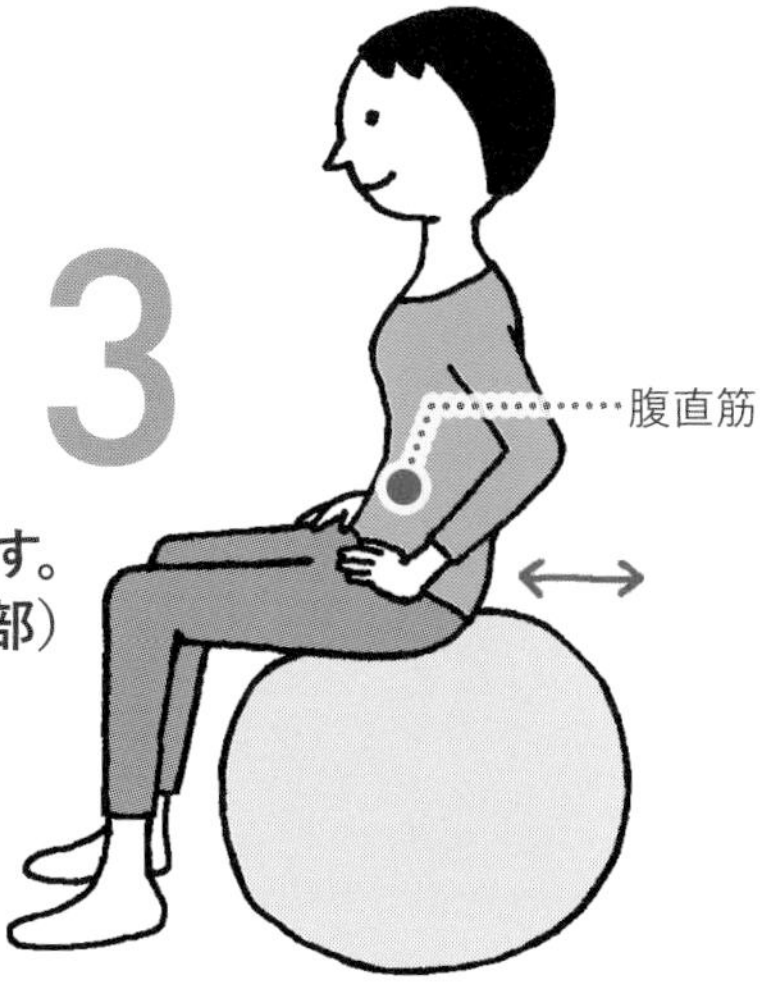

お尻を前後に動かす。腹直筋（上部・下部）を意識して戻す。

買い物しながら筋トレエクササイズ

買い物は絶好のトレーニングチャンスです。

買い物も歩いて行ける場所は歩いて行くのが基本です（電動自転車をご使用の場合は、もちろん電源はオフで行きましょう）。

ウォーキングや自転車で脂肪を燃焼し身体を温めたら、次はスーパーで筋トレです。

なかでもおすすめは、**買い物かごをダンベルに見立てての筋トレ**です。

アイソメトリックトレーニング（静的動作トレーニング）で筋肉に刺激を与えます。

かごの重さを腕や肩まわりの筋肉に意識させれば、腕や肩まわりがすっきりと引き締まります。

買い物を終える頃には、腕と肩が引き締まっているのでぜひ試してください。

買い物かごのエクササイズ

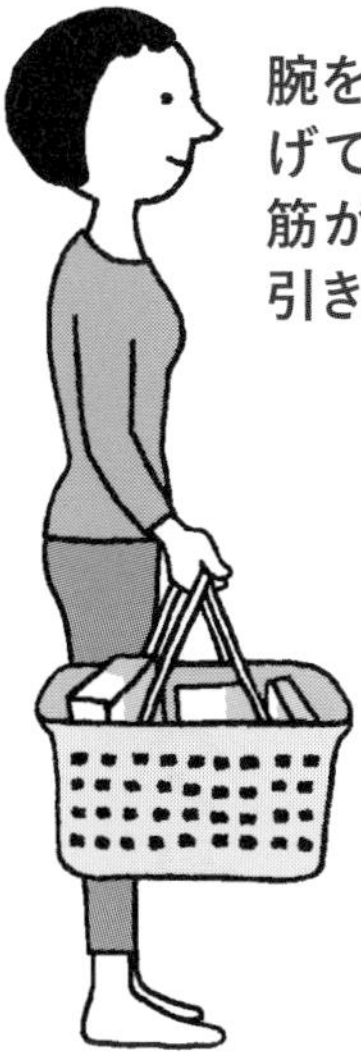

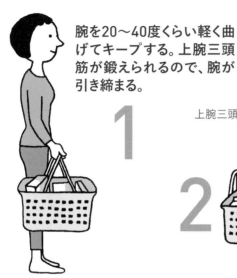

1

腕を20〜40度くらい軽く曲げてキープする。上腕三頭筋が鍛えられるので、腕が引き締まる。

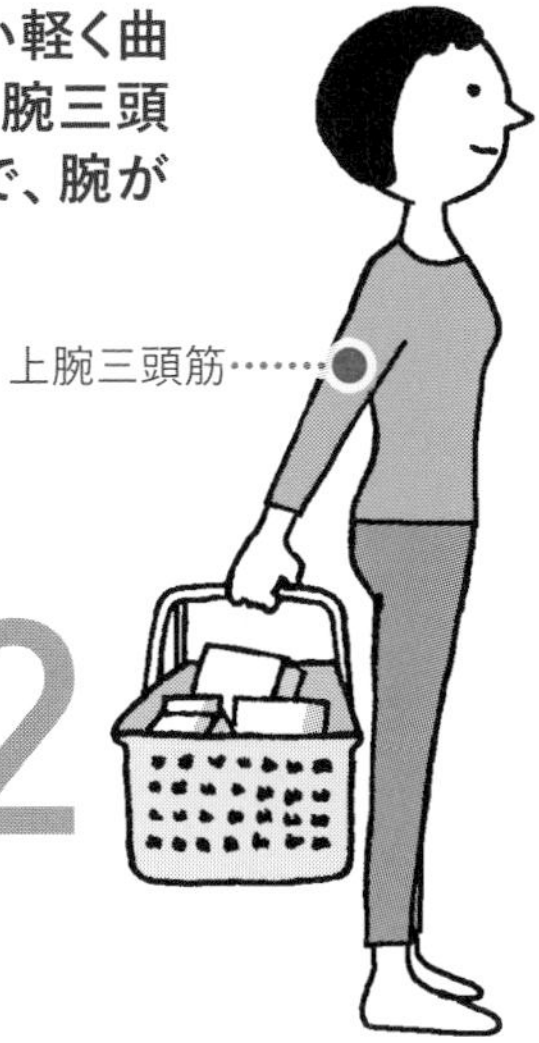

2

小指を後ろ側に向け、腕をしっかりと後ろに伸ばして、肩関節を20度くらい後ろに回してキープ。上腕三頭筋が鍛えられ、気になる振り袖肉がシェイプアップ。

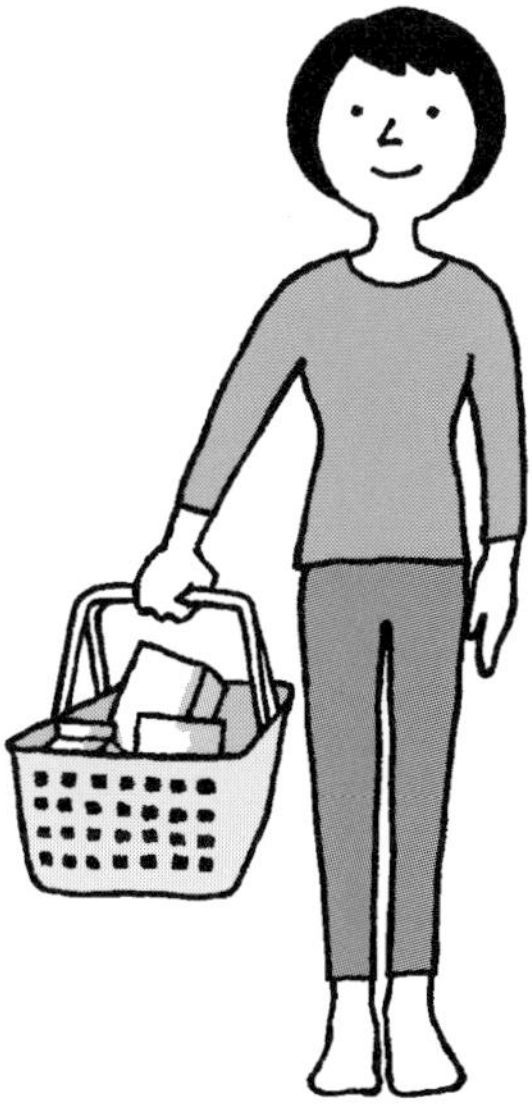

3

腕を自然に伸ばし、小指を外側に向け、肩関節を20度くらい横に広げてキープ。三角筋の中部が鍛えられる。肩と腕のメリハリができ、肩から腕のシルエットがきれいになる。

子どもと遊びながら筋トレエクササイズ

生後半年～未就学児くらいのお子さんがいる方は、子どものあやし方を工夫して筋肉を鍛えるのもおすすめです。いつものあやし方に少し動きを加え、使わない筋肉を使って、脚やお尻をシェイプアップしましょう。

ご紹介する**ベイビーカーフレイズ**や**ベイビーワイドスクワット**、**ベイビープレス**は、子どももいっしょに動くので、子どもはとても喜びます。

ベイビープレスは子どももバランスをとらなければならないので、子ども自身のトレーニングにもなります。

あなたがパパなら、あやしているあいだはママがゆっくり休めるのでママにも喜ばれます。身体を鍛えられるうえに、家族みんなが喜んでくれる最高の時間になること間違いなしです。

ふくらはぎすっきり
ベイビーカーフレイズ

1 子どもを抱きかかえ、肩幅に足を開いて立つ。

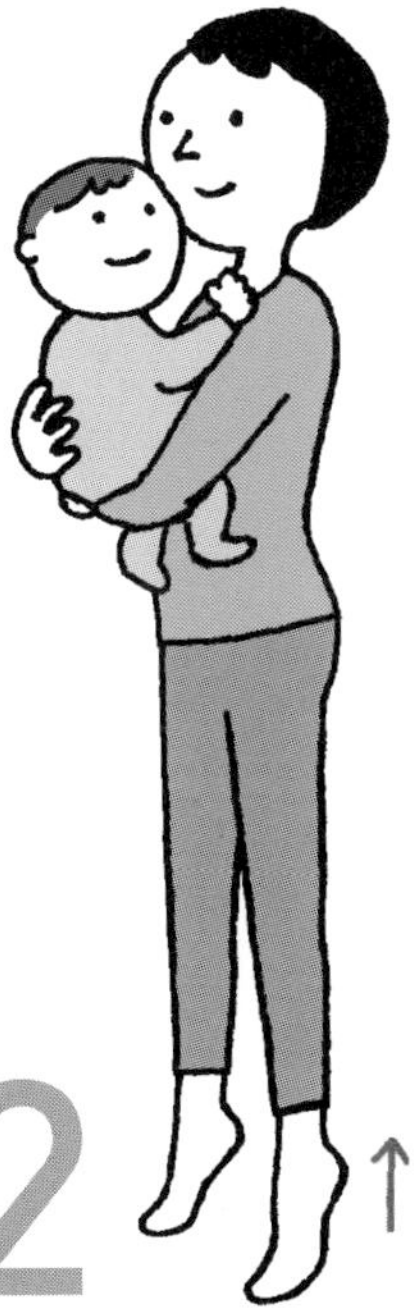

2 かかとをできるだけ上げて、つま先立ちになる。

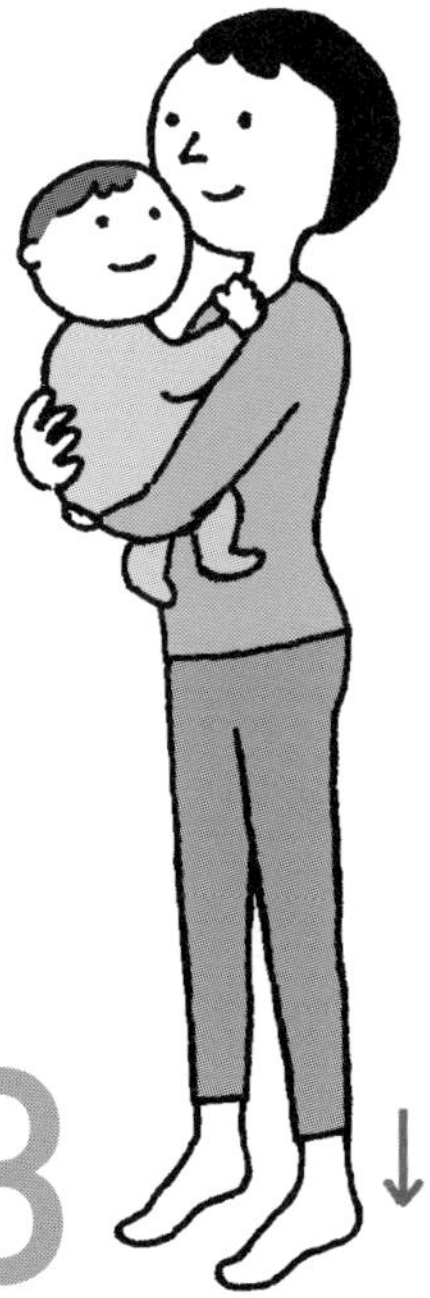

3 下までつかないようにかかとを下ろす。かかとの上げ下げを繰り返す。すばやくやると子どもが喜ぶ。

お尻が上がる
ベイビーワイドスクワット

1
子どもを抱きかかえ肩幅よりも広めに脚を開く。脚の角度は外に約45度向ける。

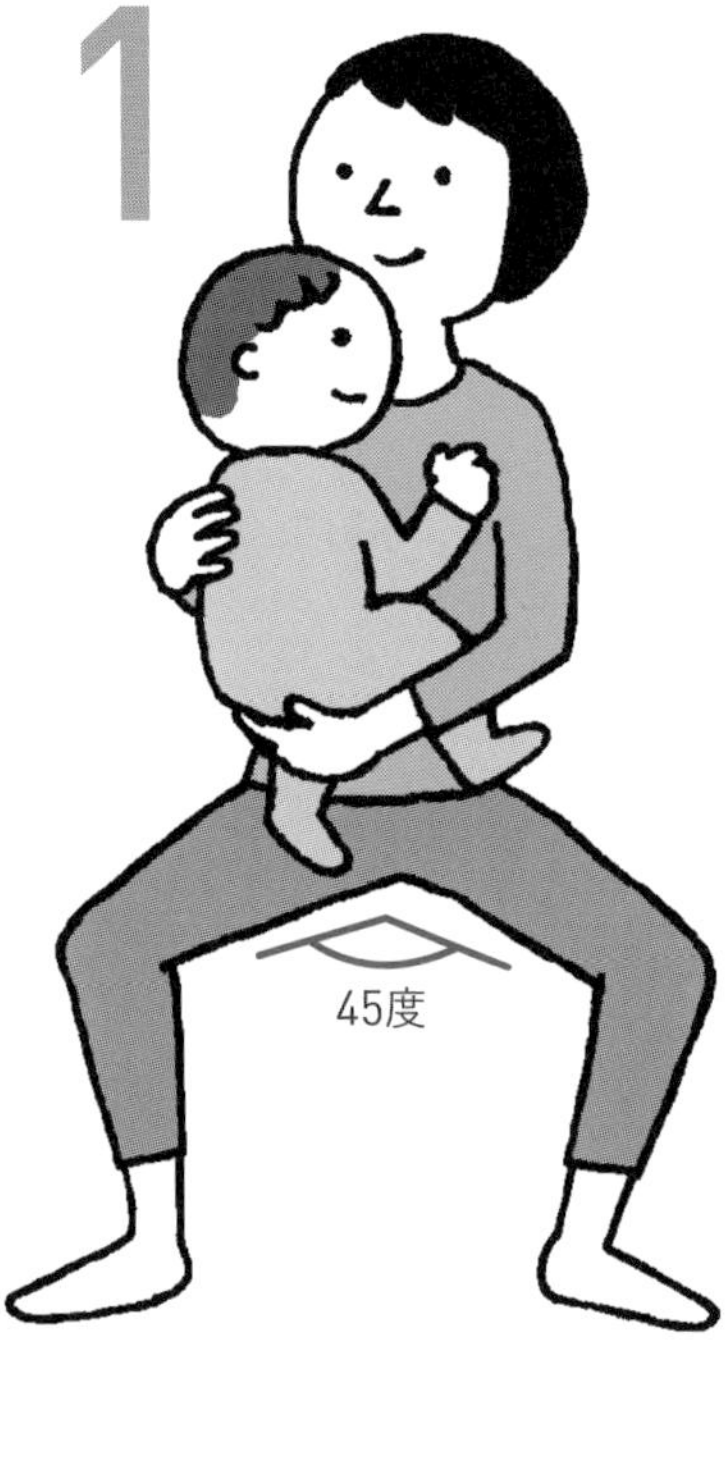

2
しっかりと胸を張り、少しお尻を突き出すイメージで足を曲げ中腰でキープ。

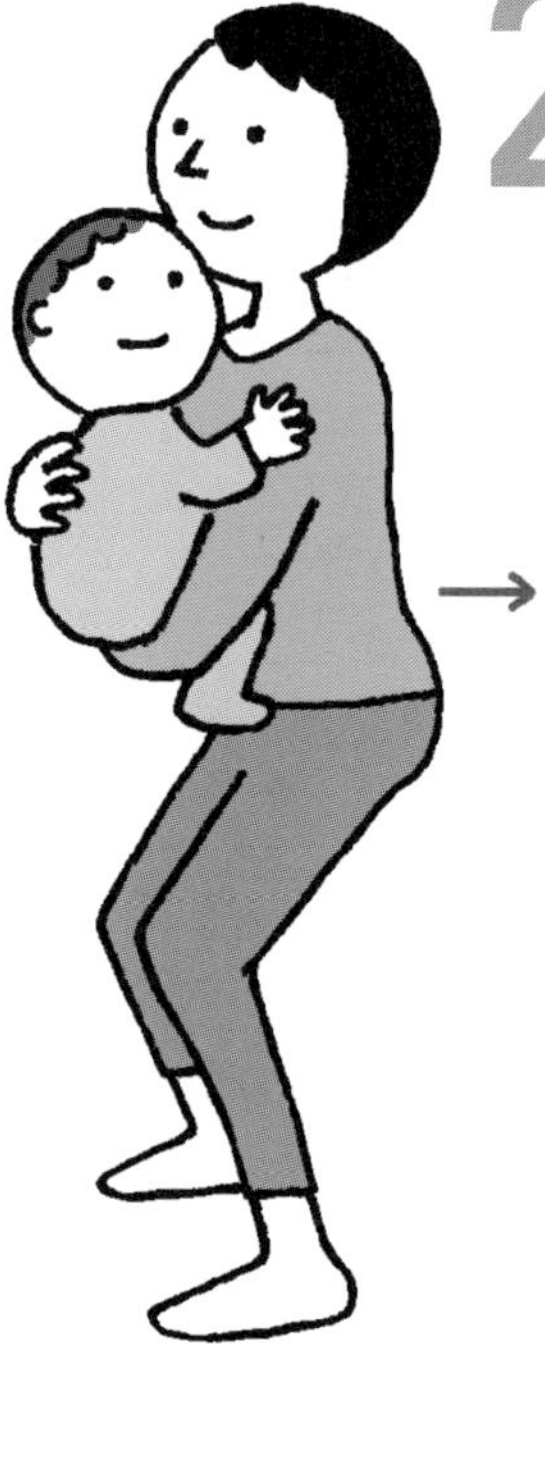

3
1・2を繰り返す。

二の腕すっきり
ベイビープレス

1

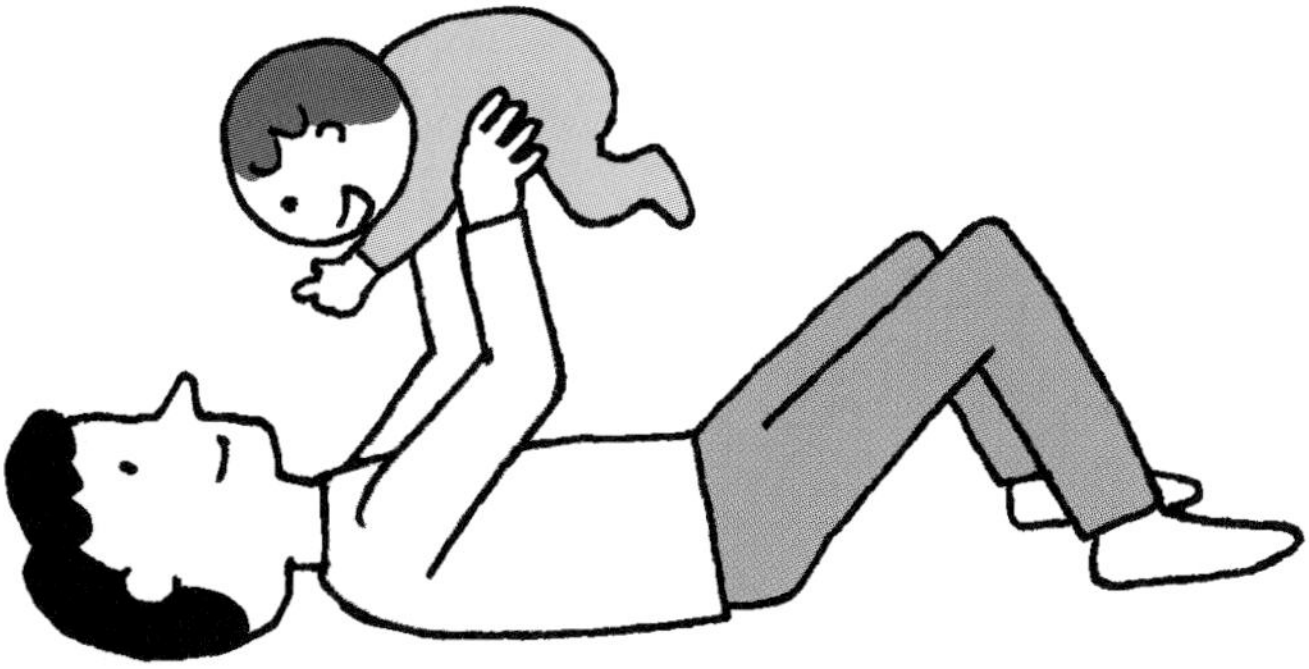

仰向けになり、子どもの胸に手を置きバランスをとりながら、腕をまっすぐ伸ばしたところから10〜20度曲げてキープ（変顔で子どもを喜ばせても楽しい）。

2

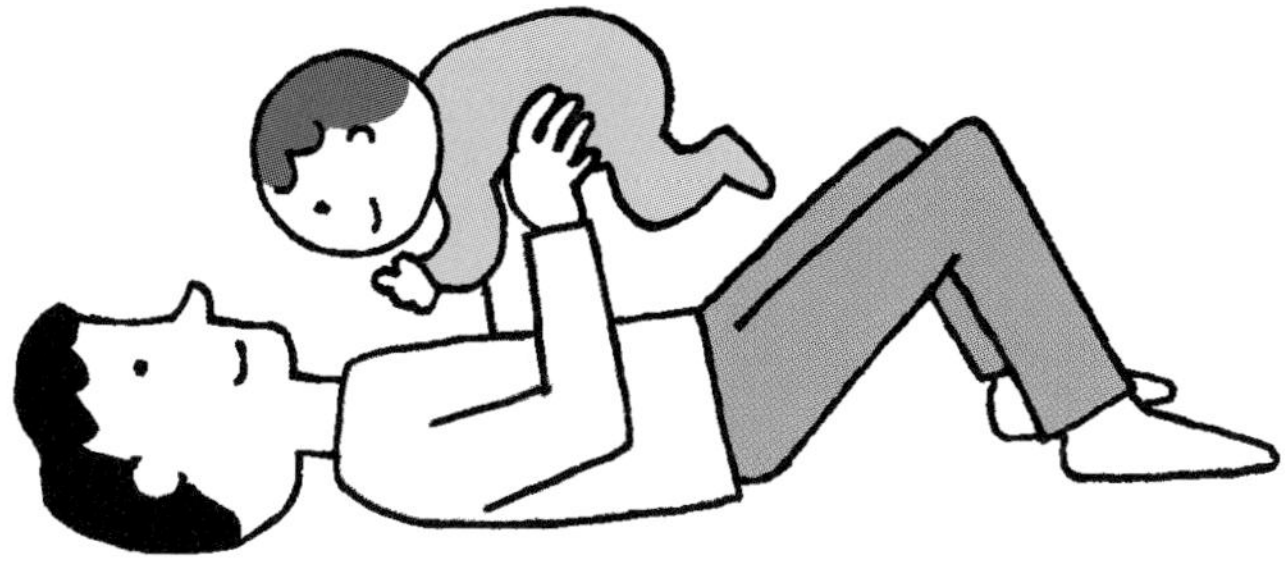

余裕があれば、脇をしっかりと締めながら、みぞおちのほうに子どもをゆっくりと下ろしてすばやく1のポジション戻す。1・2を繰り返す。

ウエストやせにおすすめプランク

多くの方がダイエットで効果を求めるのが、ウエストのシェイプアップ。

ウエストを細くするには、**食事による脂肪燃焼**と**筋トレによる筋力アップ**の両面からのアプローチが必要です。

お腹まわりに一番おすすめの運動は**プランク**です。

プランクは腹直筋（腹部の筋肉のうち、お腹の正面側にある筋肉）の上部と下部に効率良く同時に刺激を与え、同時に鍛えることができます。

さらに、腹筋だけでなく、背筋やお尻の筋肉も一緒に鍛えるので、お腹の前だけでなく腰まわりの筋肉も鍛えることができます。

寝る前に布団に入り仰向けで携帯を見るのではなく、プランクの体勢で携帯を見てウエストをシェイプアップしましょう。

プランク

肩の真下にひじをつき、頭からかかとまでが一直線の状態をキープ。まずは30秒を目指す。できるようになったら、どんどん時間を増やす。

1

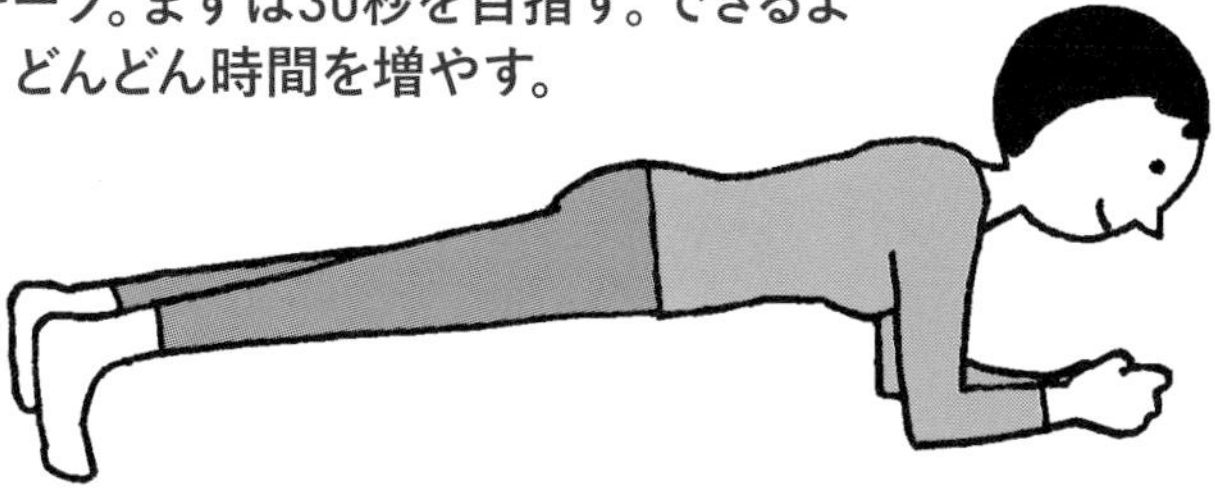

2

1の体勢がきつい場合は、ひざをついておこなう。お尻から頭が一直線になるように、姿勢をキープする。

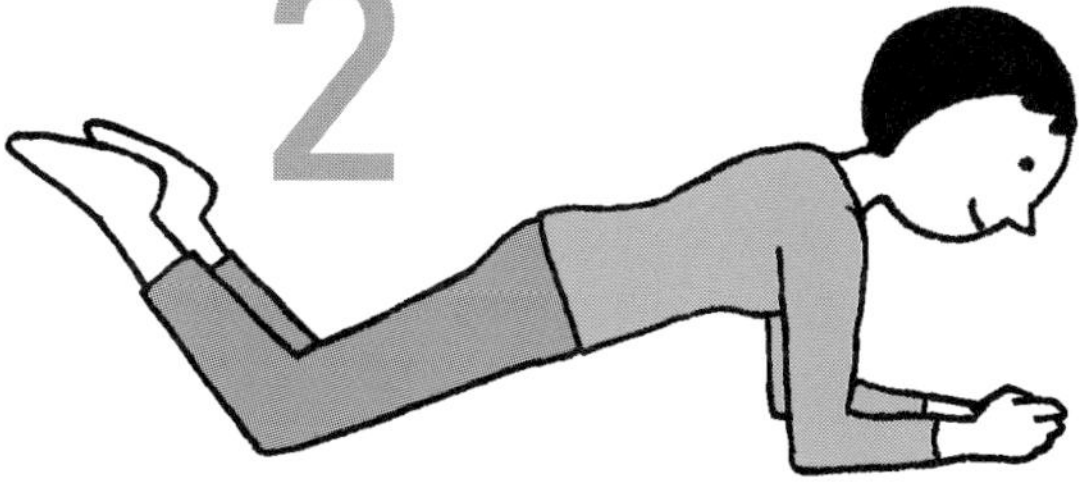

3

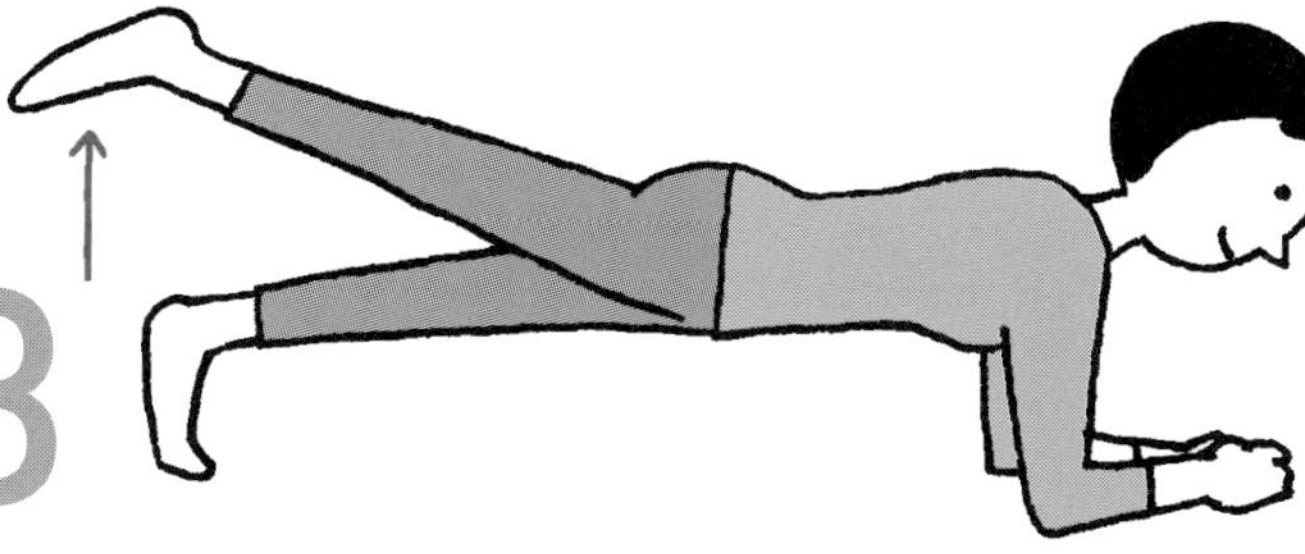

1の状態からつま先を伸ばして足を真上に上げれば、お尻も鍛えられる。余裕が出てきたら足を上に上げてキープして、負荷をかける。左右交互に30秒ずつ、合計1分を目指す。

ぽっこりお腹に効く！骨盤エクササイズ

ぽっこりお腹を改善するためには、「腹横筋《ふくおうきん》」を鍛えるのが重要です。

腹筋は大きく分けて4つあります。

お腹にある板チョコのような形の「腹直筋《ふくちょくきん》」、腹直筋の横の脇腹の位置にななめに走っている「腹斜筋《ふくしゃきん》」、その内側の「内腹斜筋《ないふくしゃきん》」、その奥に隠れているのが「腹横筋」です。腹横筋はお腹まわりを包み込み、内臓や内臓脂肪を支える役割を持っています。

この腹横筋が加齢とともに衰え、内臓が下垂し、腹膜（内臓の表面をおおっている膜）を伸ばします。腹膜が伸びると、ぽっこりとお腹が出てきてしまうのです。

腹横筋も寝ながらトレーニングできるので、寝る前に腹横筋に刺激を与えてお腹まわりを引き締めていきましょう。

骨盤エクササイズ

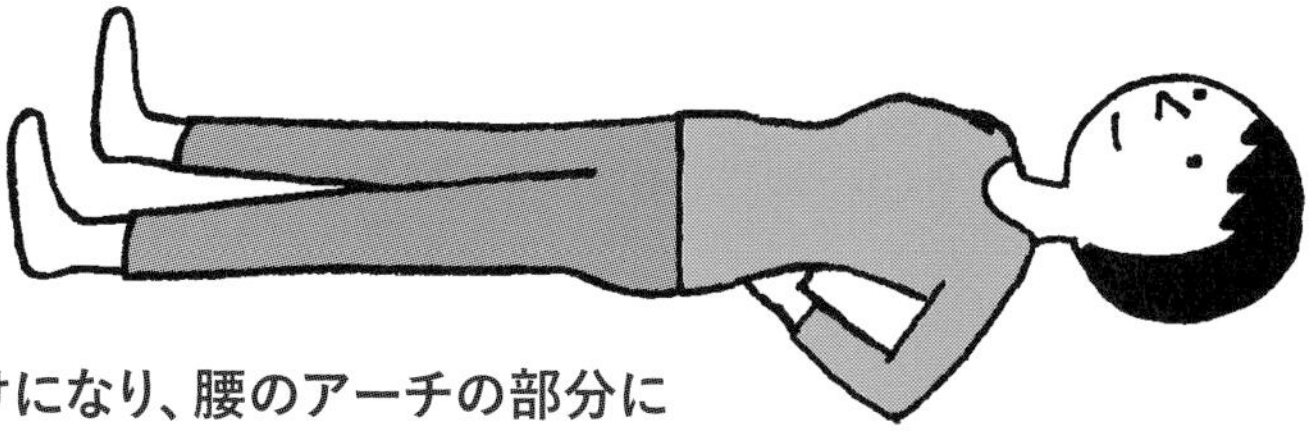

1

仰向けになり、腰のアーチの部分に
手を入れる。手は浅く置くのがポイント。

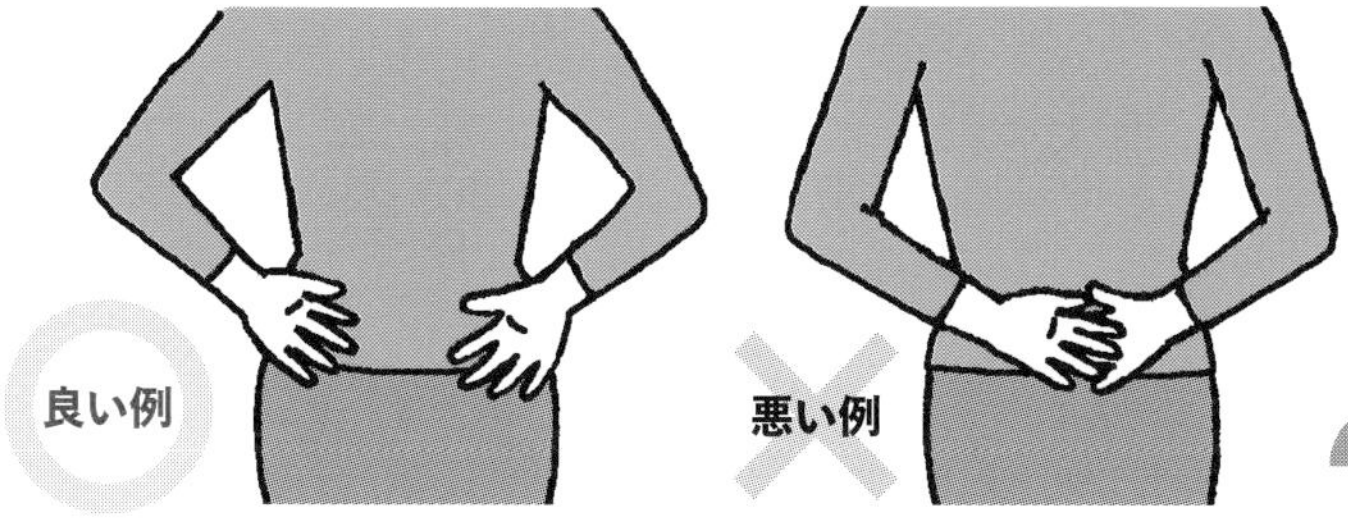

2

息を吐きながら腰で手をつぶすように押しつける。その
力で自然と骨盤が上がればOK。
筋力がないと最初は骨盤を上げることができないので、
骨盤を上げられるように筋力をつけよう。

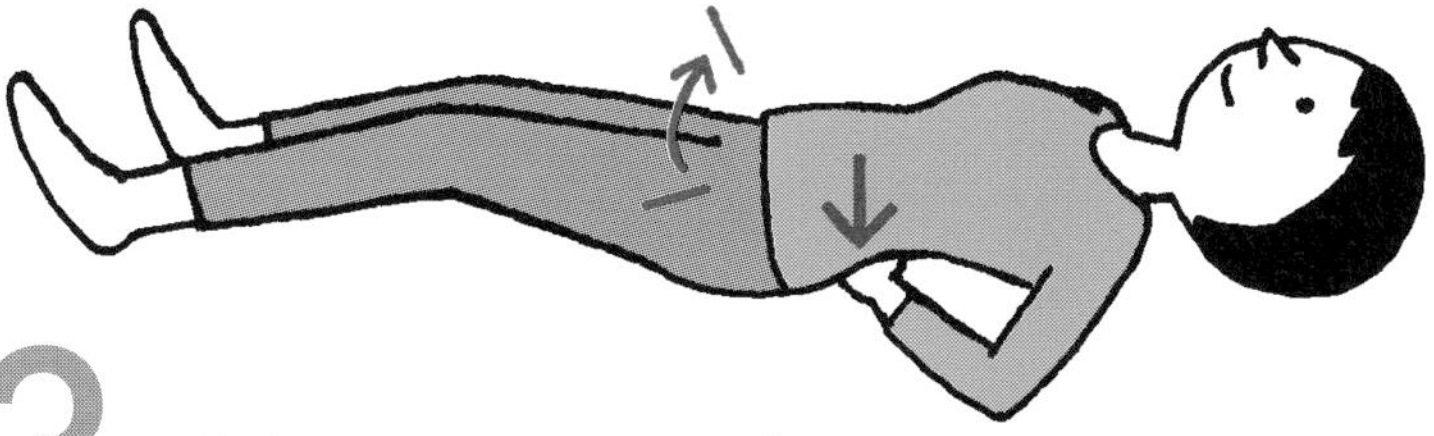

3

5秒息を吐いて、ふたたび腰で手をつぶすよう
に押しつける。1秒で戻りながら息を吸う。

おわりに　自分の身体は自分で守る！

新型コロナウイルスの感染拡大による外出自粛によって、飲酒や食事量が増えたり、運動不足になったりした人が多かったのではないでしょうか。

僕が経営するフィットネスボクシングジムやパーソナルジムにも、「病気にならない身体作り」を求め、熱心に通われるお客さまが増えました。

健康意識が高まってきていることを、現場にいて身をもって感じています。

肥満は、新型コロナウイルスに感染した場合に重症化リスクを高めるとともに、糖尿病、高血圧、心疾患、がんなどを招きます。これからの時代、肥満はリスクしかないと言っていいでしょう。

もし今「ダイエットしないとなぁ」と思っている方は、自分のためにも大切な人のためにも、ぜひラクやせおにぎりダイエットにチャレンジしてください。

きっとあなたの健康な身体作りと食習慣の改善に役立つはずです。

皆さんの目標達成を心より願っています。

小澤　幸治

小澤幸治チャンネルの紹介

「小澤幸治チャンネル」では、ダイエットプログラムで
使用しているエクササイズ動画を公開しています。

さまざまなボクシングエクササイズがあるので、
ぜひチャレンジしてください。
ウエストがシェイプアップされること間違いなしです！

小澤幸治チャンネル

https://www.youtube.com/channel/UCIdavs7LrZbAcxFnuEWqrSg

料理監修者紹介

金丸絵里加（かなまる・えりか）

管理栄養士・料理研究家。

「おいしい」と顔がほころぶような、毎日食べても飽きない「健康的なお家ごはん」を提案。健康的な食生活のために、栄養価も含めた料理レシピを、書籍、雑誌、テレビなどで紹介し、精力的に活動中。著書は『365日のサラダ』（永岡書店）、『包丁 まな板 ボウル必要なし コンロ1つで自炊Lesson』（主婦の友社）など多数。

著者紹介

小澤幸治（おざわ・こうじ）

ダイエットトレーナー。パーソナルボクシングダイエットプログラムBOXPRIME代表（全国15店舗展開中）。
フィットネスボクシングジム2店舗経営（ボクシングガーデン・ヨコハマ、BOXPLUS保土ケ谷）。元プロボクシング日本ランカー。現役引退後、プロボクシングジムにてトレーナーとして活動し、女子世界チャンピオンを育成。ボクシングトレーナーやスタジオインストラクターとして20年以上のキャリアを持ち、ダイエット専門のパーソナルトレーナーとしても活躍中。ボクシングと炭水化物を取り入れてやせる独自のダイエットプログラム（BOXPRIME）では、運動未経験の40代女性が2ヶ月でマイナス18kgの減量に成功するなど、ダイエット成功者が続出している。現在は当プログラムを東京から鹿児島まで全国にフランチャイズ展開中。著書に『おむすびでやせる本』『米を21日間食べてやせる おむすびダイエット』（以上、自由国民社）などがある。

監修者紹介

櫻庭千穂（さくらば・ちほ）

内科医、日本医師会認定産業医、IFA認定アロマセラピスト、凪砂株式会社代表取締役。
2001年帝京大学医学部卒業。内科各科で研修後、糖尿病診療、訪問診療を中心に活動。臨床に携わるなかで日常のセルフケアの重要性を感じ、アロマセラピー、ハーブ療法、音響療法、メディテーション等を学び、実践。産業医活動を中心に、心と体の健康をサポートする活動を続ける。「食とココロの処方箋」（レインボータウンFM）にて、ラジオパーソナリティを務める。

ラクやせおにぎり
21日間《にちかん》でOK！ ストレスゼロ！
血糖値《けっとうち》コントロールでみるみるやせる！
〈検印省略〉

2021年 6 月 16 日 第 1 刷発行

著 者——小澤 幸治（おざわ・こうじ）
監修者——櫻庭 千穂（さくらば・ちほ）
発行者——佐藤 和夫

発行所——株式会社あさ出版
〒171-0022 東京都豊島区南池袋 2-9-9 第一池袋ホワイトビル 6F
電 話 03 (3983) 3225 (販売)
03 (3983) 3227 (編集)
F A X 03 (3983) 3226
U R L http://www.asa21.com/
E-mail info@asa21.com

印刷・製本 (株) シナノ

note http://note.com/asapublishing/
facebook http://www.facebook.com/asapublishing
twitter http://twitter.com/asapublishing

ISBN978-4-86667-283-0 C2077

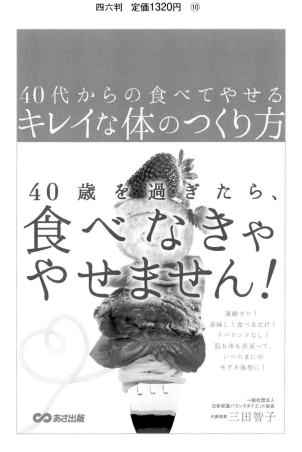